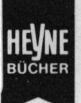

W0034975

Maria-Elisabeth Lange-Ernst

Vitamin C

...zur Steigerung der allgemeinen Abwehrkräfte des Körpers

Originalausgabe

WILHELM HEYNE VERLAG

MÜNCHEN

HEYNE RATGEBER
Nr. 08/9073

ISBN 3-453-41726-7

Inhaltsverzeichnis

I Es war einmal eine Krankheit...

Historisches um die Entdeckung des Vitamin C

Vor geraumer Zeit breitete sich eine schwere und häufig tödliche Krankheit unter großen Teilen der Bevölkerung unserer Erde aus, die zu jener Zeit als die Geißel der Menschheit bezeichnet wurde. Die Rede ist vom berühmt-berüchtigten Skorbut, der im niederdeutschen Sprachgebrauch auch die Bezeichnung Scharbock trug. Der Name Scharbock stammt von »Scheuerbuick«, was soviel wie wunder, rissiger Mund bedeutet.

In den Reiseberichten von Jaques Cartier, der im Winter der Jahre 1541–42 mit seinen Schiffen im Eis des Lorenzstromes steckenblieb, findet sich eine Beschreibung der Symptome des Skorbuts, die für sich spricht.

»Eine unbekannte Krankheit begann sich unter uns auf die härteste Art, die ich je gehört oder gesehen hatte, auszubreiten. Einige verloren all ihre Kraft und konnten nicht mehr auf den Füßen stehen. Dann schwollen ihre Beine. Ihre Muskeln schrumpften ein und wurden schwarz wie Kohle. Andere hatten ihre ganze Haut gefleckt mit blutigen Stellen von purpurner Farbe. Dann stieg es hinauf zu ihren Fußknöcheln, Schenkeln, Schultern, Armen und Nacken. Ihre Münder wurden stinkend. Ihr Zahnfleisch wurde so faul, daß alles Fleisch bis zu den Wurzeln der Zähne abfiel, und diese beinahe alle ausfielen. Mit solcher Ansteckungskraft breitete sich die Krankheit über unsere drei Schiffe aus, daß Mitte Februar von den 100 Personen, die wir waren, keine 10 mehr gesund waren.«

Noch heute ist der Skorbut vergangener Jahrhunderte eng mit dem Begriff »Schiffskrankheit« verknüpft. Er war ein ständiger Begleiter auf allen Seglern, die auf den Weltmeeren kreuzten, und hielt reiche Beute unter deren Besatzungen. Historiker und Mediziner befaßten sich gleichermaßen und eingehend mit dem Auftreten und den Erscheinungsformen des Skorbuts, der offensichtlich überall dort anzutreffen war, wo eine große Zahl von Menschen auf engem Raum und vor allem unter bestimmten, ungesunden Bedingungen miteinander leben mußte. Folglich waren Soldaten auf ausgedehnten Feldzügen, insbesondere als Belagerte und Belagernde, sowie die geplagte Zivilbevölkerung bei kriegerischen Auseinandersetzungen besonders vom Skorbut betroffen. Das gleiche galt für Kinder in Waisenhäusern oder für alte, gebrechliche Menschen, die in Alten- und Siechenheimen ihr tristes Leben fristeten. Sie litten vermutlich alle mehr oder weniger an der hochgradigen Mangelkrankheit Skorbut. Diese breitete sich jahrhundertelang immer dann unter der Landbevölkerung aus, wenn Mißernten katastrophale Ernährungsschwierigkeiten mit sich brachten. Bereits im Verlauf des 16. und 17. Jahrhunderts sprach sich vielerorts eine für die damalige Zeit aufsehenerregende Annahme herum: Durch den Genuß von frischen Kräutern, Kiefernadelextrakten sowie von Obst und Gemüse seien das Auftreten und die Folgen der bedrohlichen Krankheit zu mildern.

Auf die Bedeutung einer geheimnisvollen, unbekannten, jedoch aber lebenswichtigen Substanz zur Erhaltung der Gesundheit und zur Verhinderung des Skorbuts wies im Jahre 1720 der österreichische Militärarzt Kramer unmißverständlich hin. Der Mediziner hatte im Türkenkrieg hilflos zuschauen müssen, wie Tausende seiner Landsleute an den Auswirkungen der verheerenden Krankheit Skorbut qualvoll zugrunde gingen. Die als antiskorbutisch bekannten Kräuter aus der fernen Heimat halfen nicht im geringsten beim Kampf gegen die gefürchtete Seuche, denn der Militärarzt erhielt sie nicht frisch, sondern in getrocknetem Zustand. Er berichtet daraufhin: »Zur Cur findest du nichts in deinem Feldkasten, auch nicht in allen Apothecken in der gantzen Welt! Ex chirurgia hilfft dir in dieser Krannckheit keine Aderlaß. Schmiere nicht lang an denen faulenden gingivis und contracten Knien; denn es hilfft alles nichts, wann du sie nicht innerlich curirest, aber bestehet alleinig in denen frischen saefftigen, zwar waesserigen, doch auch ziemlich scharfen Kraeutern. Hast du keine von gedachten Kraeutern in deiner Riviere, so nehme Citronen-Safft, und mache damit entweder eine Limonadi, oder besser gebe den Safft ad unc. III vel IV«.

Die wichtige Erkenntnis, antiskorbutische Nahrungsmittel zu nutzen, fand jedoch sowohl unter den Ärzten als auch bei der Bevölkerung wenig Beachtung, obgleich die heilende Wirkung frischer, grüner Kräuter seit der Renaissance bekannt war und auch mehrfach beschrieben wurde.

Lediglich in der englischen Marine galt seit dem Jahre 1760 das strikte Gebot, auf allen Schiffen Zitronen für die Besatzungen mitzuführen. Ob diese Bestimmung auf den langen Reisen von Kontinent zu Kontinent immer und überall befolgt wurde, vermag heute niemand zu sagen.

Allerdings ist in diesem Zusammenhang eine historisch belegte Tatsache erwähnenswert. Der legendäre englische Forschungsreisende James Cook wurde 1776 mit der Gold-Medaille der Royal Society ausgezeichnet. Er konnte glaubhaft nachweisen, daß er weder Krankheits- noch Todesfälle während seiner langandauernden Reisen bei seinen Schiffsmannschaften zu beklagen hatte. Der Grund für diese unerhört anmutende Tatsache waren »Sour-Krout« und Gerstenmalz, Nahrungsmittel, die er auf seinen langen Reisen in großen Mengen als Proviant mitführte, Sour-Kraut und Gerstenmalz, zwei nachweisbar antiskorbutisch wirkende Lebensmittel, ergänzte James Cook – wann immer es ihm möglich war – mit frischen grünen Kräutern und Pflanzen. Außerdem bestand er auf der notwendigen Sauberhaltung des Schiffes und er forderte gleichzeitig für damalige Zeiten wenig populäre Hygienemaßnahmen. Auf diese Weise war der Gesundheitszustand seiner Schiffsbesatzungen erstaunlich gut.

Im Jahre 1860 resümiert A. Hirsch auf der Grundlage seiner Forschungen in bezug auf die Auswirkungen von Skorbuterkrankungen: »…einen fast mathematisch sicheren Schluß über den Einfluß des Nahrungsmangels, und speziell an vegetabilischen Speisen, auf die Krankheitsgenese« zuzulassen.

A. Hirsch zeigte außerdem auf, daß Skorbut-Epidemien gehäuft in den Winter- und Frühlingsmonaten auftraten, und er recherchierte und berichtete von diesen im Zeitraum der Jahre 1556 bis 1857. So sind nach A. Hirsch 114 große Skorbut-Epidemien bekannt geworden. 31 davon wurden in Rußland, insbesondere in den Ostseeprovinzen gezählt. Immer wieder findet sich der Hinweis auf bestimmte Gruppen und Lebensbedingungen der Betroffenen, die unter der Mangelkrankheit litten und starben. Sie lebten vornehmlich in Gebieten, die wegen kriegerischer Auseinandersetzungen belagert oder besetzt waren. Dasselbe wird bis ins 19. Jahrhundert von Schiffsbesatzungen berichtet.

Man war sich in Medizinerkreisen noch im Jahre 1874/75 keineswegs sicher, ob tatsächlich ein Mangel an frischen Gemüsen, Obst und Kräutern sowie an Zitrusfrüchten die Skorbut-Epidemie in Paris während der Belagerung bewirkt haben könnte. Ebenso wurden bestimmte Infektionen ins Kalkül gezogen, und die Verunsicherung hielt weiter an. Erst das 20. Jahrhundert sollte eine wissenschaftlich fundierte Erklärung darüber bringen, welche geheimnisvolle Substanz in der Lage ist, den Skorbut – die Geißel ihrer Zeit – zu besiegen.

Der bereits erwähnte August Hirsch (1817–1894), ein Medizinhistoriker und Epidemiologe, war sich offenbar seiner Sache sicher, indem er das »Krankheitsmoment mit dem Mangel eines Nährstoffes« in engen Zusammenhang brachte. Anhand seiner Forschungen und sogar statistischen Erhebungen wußte er zwar, welches Angebot in der täglichen Kost den Skorbut lindern konnte bzw. welcher Mangel die Krankheit begünstigte. Den lebensrettenden Bestandteil konnte er allerdings nicht exakt definieren. Zumeist wurde nach seinen Erfahrungen mit dem Verzehr von frischen Gemüsen und Zitrusfrüchten, von Sauerkraut und Kartoffeln der Skorbut auf den Segelschiffen weitgehend eingedämmt. Zum Ende des 19. Jahrhunderts führte lediglich extremer Nahrungsmittelmangel in Kriegszeiten und bestimmten Ausnahmesituationen vereinzelt noch zur Ausbildung schwerer Skorbutsymptome.

Die von August Hirsch erkannte und publizierte Tatsache, daß bestimmte frische Nahrungsmittel das wichtigste antiskorbutische Element seien, fand im Jahre 1907 eine zukunftsweisende Untermauerung. Die Ärzte Axel Holst und Theodor Fröhlich vom Hygiene-Institut der damaligen Universität Christiania/Oslo führten ganz bestimmte Fütterungsversuche bei Labortieren durch. Sie erzeugten gezielte Ernährungsmängel und schrieben: »Die ... Theorie, daß nämlich der Mangel eines oder mehrerer unbekannter Stoffe die Ursache der Krankheit sei.«

Der noch immer unbekannte, geheimnisvolle Stoff brachte die Forscher im Verlauf der folgenden Jahre noch mehrmals auf die falsche Fährte, obwohl das Ziel durch die grundlegenden Erkenntnisse von A. Hirsch so greifbar nahe schien. Im Jahre 1912 setzte sich der polnische Chemiker Casimir Funk mit der Tatsache auseinander, daß es neben den bekannten Grundnährstoffen Eiweiß, Fett, Kohlenhydraten, Salzen und Wasser bestimmte Nahrungsbestandteile geben müsse, die für eine Reihe vitaler Prozesse im menschlichen Organismus verantwortlich zu machen sind. Casimir Funk isolierte eine kristallähnliche Substanz aus Reisfruchthüllen, mit deren Angebot die Mangelkrankheit Beri-Beri geheilt werden kann. Der Forscher ging davon aus, daß es noch eine weitere Reihe von Substanzen geben müsse und nannte diese »vita-amine«.

Der erste Teil der Bezeichnung ist vollkommen richtig: Vita bedeutet Leben. Aber dann passierte bereits zu Beginn der Vitamin-Forschung ein grundlegender Irrtum. Die Lebens-Amine – so nahm Casimir Funk an – seien Vertreter der Amine, also organische Basen, die sich von Ammoniak ableiten lassen. Aus seiner Begriffsbestimmung vita-amine wurde die Bezeichnung Vitamin und sie ist es bis heute, trotz des Irrtums, geblieben.

Im Jahre 1928 gelang es H. Szent Györgi, das antiskorbutische Vitamin zu finden. Er gab ihm den Namen »Hexuron-Säure«. Die exakte chemische Struktur legte im Jahre 1933 E. L. Hirsch dar, und im gleichen Jahr gelang es T. Reichenstein und W. N. Hayworth, die neugefundene Substanz zu synthetisieren. Die Geschichte einer Jahrhunderte währenden Krankheit, der anerkannten klassischen Vitaminmangel-Krankheit Skorbut, ist mit der Findung des Vitamin C oder der synthetisch aufgebauten Ascorbinsäure auf das engste verbunden. Es war einmal eine Krankheit... sie verlor ihre Schrecken, denn wir kennen und besitzen das unfehlbare Gegenmittel, das Vitamin C.

II Die Bedeutung der Vitamine
für ein gesundes Leben

Der Vordenker der Vitamin-Forschung, A. Hirsch, sah zu seiner Zeit die Krankheiten großen Ausmaßes in Vitaminmangel-
zuständen, die »meistenteils die unliebsamen Folgen der Kul-
tur« seien, denn, so folgerte er, »die Nahrung in ihrem Naturzustand enthält immer genug Vitamine«.

Wäre es diesem weisen Mann vergönnt gewesen, in unser
Zeitalter zu schauen, er hätte sich sehr mühsam auf die Suche
begeben müssen, um noch Nahrung im Naturzustand ausfindig
zu machen.

Wir haben zwar heute die schweren und typischen Vitamin-
mangel-Krankheiten Beri-Beri, Pellagra, Skorbut, Rachitis
und die Xerosis (eine Austrocknung und Veränderung der Bin-
dehaut des Auges) überwunden, und die medizinische Forschung konnte außerdem einige Erkrankungen der Haut und
verschiedener Organe als Vitaminmagelzustände anerken-
nen . . ., ob wir aber ausreichend mit Vitaminen versorgt sind,
darüber streiten sich die Geister.

Eine gemischte Kost enhält genug, sagen die einen und war-
nen besorgt und vehement vor zusätzlichen Vitamingaben bzw.
einer vernünftigen Nahrungsaufbesserung. Wir bauen perma-
nent eine Vitaminunterversorgung auf . . . geben die anderen
zu bedenken und versuchen ihre Erkenntnisse in die Tat umzusetzen bzw. durch einschlägige Präparate an den verunsicher-
ten Menschen zu bringen. Wer von uns hat diesen Streit –
zumindest am Rande – nicht irgendwie schon mitbekommen?
Jeder interessierte Bürger, der sich nach neuesten Erkenntnissen der Ernährungslehre bewußt ernähren möchte, spürt Mißbehagen angesichts des Streites der Experten oder solcher, die
sich dafür halten.

Wenn wir uns ganz einfach auf exakte Tatsachen beziehen,
so sind alle bislang bekannten Vitamine Bausteine des Lebens
oder Rostschutz für die Billionen Zellen unseres Körpers, der
diese für Gesundheit und Wohlbefinden benötigt.

Es gibt bestimmte Richtlinien der Weltgesundheitsorganisation (WHO) und der nationalen Behörden, die erarbeitet wurden, um den durchschnittlichen täglichen Bedarf des Menschen an Vitaminen festzulegen. Diesen Berechnungen liegt die Voraussetzung und Annahme zugrunde, daß der Mensch möglichst natürliche und unverfälschte Nahrungsmittel zu sich nimmt und diese in Form einer abwechslungsreichen, gemischten Kost verzehrt. Die Berechnungen gehen weiterhin davon aus, daß der Verbraucher die Lebensmittel schonend behandelt und dafür sorgt, daß diese über die notwendige Frische verfügen. Darüber hinaus wird von den Experten zu bedenken gegeben, daß bestimmte Lebenssituationen wie das Wachstum, eine Schwangerschaft, die Stillzeit, eine Rekonvaleszenz, Streßeinflüsse und andere außerordentliche seelische Belastungen sowie die Phase des Alterns vielfach individuell höhere Vitamingaben erfordern können. Spätestens jetzt taucht automatisch die Frage auf: Wo sind naturbelassene, unverfälschte, natürliche Lebensmittel überhaupt noch zu haben? Wo steht geschrieben, wie hoch ihr jeweiliges Vitaminangebot ist? Können nicht durch Transport und Lagerung, chemische Behandlung, ungenügende Reifungsprozesse, extrem kurze Vegetationszeiten sowie jahreszeitlich bedingte Veränderungen Vitaminverluste entstehen? Wie – so fragt sich der gesundheitsbewußte Verbraucher – bekomme ich genügend Vitamine, wenn ich an einer Gemeinschaftsverpflegung teilnehme, auf ein Gasthaus-Essen angewiesen bin oder meinen Heißhunger, während der Mittagspause, an der Würstchenbude nebenan stillen muß? Wie steht es um meinen Vitamin-Haushalt – könnte eine Frage lauten –, wenn ich rohe Gemüse und Salate vom Magen her einfach nicht vertrage? Und die besorgte Mutter denkt darüber nach: Erhält mein Kind genügend Vitamine, wenn es ein ausgesprochener Salat- und Gemüse-Muffel ist, statt dessen aber Nudeln, Pommes frites und Ketchup als seine Essensseeligkeit betrachtet?

Ist den Versprechungen auf den Etiketten von Säften, Getränken aller Art, Bonbons und Brotaufstrich zu trauen, die ihren Vitamingehalt ausloben?

Der Mensch lebt nicht nur von Fetten, Kohlehydraten und Eiweißsubstanzen, die er über die tägliche Nahrung als Energie- und Baustoffe aufnimmt. Er benötigt neben diesen Hauptnährstoffen ganz bestimmte Zündkerzen, die elementare Körperfunktionen in Gang setzen und gleichzeitig hochsensible Abläufe im Organismus steuern und lenken.

Von den zumeist winzigen Bestandteilen mit großer Breitenwirkung werden die Gesundheit und Leistungsfähigkeit, das folgerichtige Denken, die Stimmung, das Aussehen, die allgemeine Elastizität oder auch die Krankheitsanfälligkeit und der Zeitraum der Alterung weitgehend bestimmt.

Das Vitamin C übt z. B. auf völlig unterschiedliche Körperfunktionen seinen aktiven Einfluß aus. In den breitgefächerten Rahmen gehören u. a. die Wundheilung und die Unterstützung der körpereigenen Abwehr bzw. des Immunsystems.

Keines der bekannten Vitamine kann durch ein anderes ersetzt werden, aber sie ergänzen einander, ja sie überschneiden sich häufig innerhalb ihrer wichtigen Aufgabengebiete. So können die Vitamine A, C und E sowie die wichtige Panthothen-Säure (ein Vitamin der B-Gruppe), bei ausreichendem Angebot gegen die negative Beeinflussung durch den Streß wirksam werden. Die Vitamine Thiamin (B_1), Niacin (B_3) und B_{12}, das Cyanokobalamin, das folgerichtige Denken unterstützen und erhalten.

Es gibt unter den lebenswichtigen Zündkerzen tatsächlich keine einzige, die lediglich eine alleinige Aufgabe zu erfüllen hat. Die Vitamine wirken untereinander und miteinander zum Wohle des Körpers, unterstützen sich gegenseitig in ihrer Wirksamkeit und beschützen sich vor der Zerstörung durch unterschiedliche Einflüsse.

Die Vitamine sind winzige Nahrungsbestandteile, die an sich keine Energie liefern, jedoch können ohne ihr aktives Zutun weder Eiweiß und Fett, noch Kohlenhydrate ordnungsgemäß umgewandelt werden. Kein Vitamin ist durch das Angebot eines anderen zu ersetzen. Entsteht eine Unterversorgung, treten biologische Funktionsstörungen auf. Das Ungleichgewicht hat immer auf Dauer Zellentartung und Zellalterung zur Folge. Der Vitaminbedarf des Menschen ist sehr unterschiedlich. Er wird von der individuellen Vitaminauswertung sowie der jeweiligen Lebensphase und Situation weitgehend bestimmt.

Vitaminmangel durch fehlerhafte Kost führt zu Leistungsschwund und Krankheitsbereitschaft sowie zu vorgezogenen Alterungserscheinungen.

Die Vitamine gehören zu den unverzichtbaren lebenswichtigen Nahrungssubstanzen des Menschen. Sie werden deshalb als essentiell bezeichnet.

Eine latente Unterversorgung, nicht etwa ein klinisch feststellbarer Mangel an Vitaminen, gehört zu den häufig zu beobachtenden Erscheinungen unserer Zeit. Es fehlt nicht alles, aber etwas, Symptome sind schwer feststellbar. Diffuse Auswirkungen können u. a. rasche Ermüdung oder Hautprobleme sein.

Wenn Sie zu folgenden Personengruppen gehören, ist Ihr allgemeiner Vitaminbedarf erhöht und braucht besondere Beachtung.

- Genesende nach überstandenen Krankheiten und Operationen;
- Schwangere und stillende Frauen;
- Kinder und Jugendliche in der Wachstums- und Pubertätsphase;
- Frauen vor, während und nach den Wechseljahren;
- Frauen, die die Pille nehmen;
- ältere Menschen, Männer und Frauen gleichermaßen;
- Personen, die sich einer Schlankheitskur unterziehen;
- starke Trinker;
- Menschen, die täglich Medikamente nehmen müssen;
- Gestreßte, durch Umwelt, Beruf und Familie;
- Menschen, die reichlich Coffein und Nikotin verbrauchen;
- Personen, die vorwiegend von Fertiggerichten und Konserven leben und auf Gemeinschaftsverpflegung angewiesen sind.

Mit Sicherheit gehören Verwandte, Freunde, Arbeitskollegen oder die nächsten Familienmitglieder sowie Sie selbst zu der einen oder anderen Gruppe, die ein Augenmaß für das richtige Verhältnis zwischen täglichen Ernährungsgewohnheiten und notwendigem Vitaminangebot entwickeln müssen.

Die bekannten Vitamine sind nicht nur als lebenswichtige Nahrungsbestandteile zu betrachten, die als Zündkerzen des Stoffwechsels ihre vielschichtigen Aufgaben erfüllen, sie können ganz gezielte vorbeugende Wirkungen entfalten und bereits bestehende Störungen des Wohlbefindens lindern.

Zu diesen gehören:
– Erkältungskrankheiten und grippale Infekte;
– Unruhe, Streßanfälligkeit, Überreizung, Schlafstörungen;
– allgemeine Ermüdungserscheinungen;
– Spannungskopfschmerz;
– krampfartige Schmerzen in den Beinen;
– Hautprobleme, Akne, Unreinheiten, Bläschenbildung;
– Haarausfall, vorzeitiges Ergrauen;
– depressive Verstimmung, Vergeßlichkeit, Verwirrtheit;
– verzögerte Wundheilung;
– asthmatische Anfälle;
– erhöhte Cholesterin- und Blutfettwerte;
– Minderdurchblutung der Herzkranzgefäße;
– Harnwegsinfektionen;
– Sehstörungen;
– prämenstruelle Spannungen und klimakterische Beschwerden;
– Verdauungsprobleme, z. B. Dickdarmentzündung (Kolitis);
– Vorbeugung gegen Krebs durch Anregung der Abwehrkräfte des Immunsystems.

Wir verfügen heute, wie wir alle wissen, über ein üppiges Nahrungsangebot, das seinesgleichen sucht. Trotz der überreichlichen Auswahlmöglichkeiten ist es für uns außerordentlich mühsam, gesunde und qualitativ gute Lebensmittel zu bekommen. In den meisten Fällen enthält das Lebensmittelsortiment des Supermarktes industriell gefertigte, hochraffinierte Produkte. Chemische Zusätze wie Stabilisatoren, Hilfs-

und Füllstoffe, Emulgatoren und Aromasubstanzen sorgen für Haltbarkeit und Wohlgeschmack. Gesüßte Getränke aus unechten Fruchtsäften und Näschereien aller Art haben noch nicht einmal im entferntesten Sinne mit dem Begriff »naturbelassene Lebensmittel« zu tun. Es handelt sich um nährstoffarme, leere Kalorien, die der menschliche Körper für vitale Stoffwechselvorgänge nicht benötigt, sondern in hohem Maße in Form von Körperfett an Bauch und Hüften zinsbringend anlegt.

Wohl dem, der einen Garten sein eigen nennt, um Obst und Gemüse, frische Kräuter und Kartoffeln eigenhändig zu ziehen. Da es den wenigstens von uns praktisch möglich ist, können wir nur durch sachkundige Auswahl und schonende Zubereitungsmethoden ein wenig in Richtung gesunde Kost tun. Frisches erhalten Sie zumeist auf dem Markt, häufig auch im kleinen Gemüse- und Obstgeschäft, das auf dieses Angebot spezialisiert ist. Selbst der Supermarkt kann über ein gutes und frisches Gemüse- und Obstangebot verfügen. Je größer das Geschäft, um so rascher ist im allgemeinen der Umschlag. Wählen Sie also sorgsam aus! Gemüse und Salate mit frischer Farbe enthalten immer höhere Vitaminanteile als Undefinierbares und Lasches, das zumeist länger herumliegt. Nach dem Einkauf bewahren Sie das Gemüse im Kühlschrank (Gemüsefach) auf. Lassen Sie die Produkte dagegen bei Zimmertemperatur ungeschützt herumliegen, nimmt der Vitamingehalt stündlich ab.

Im Ernährungsbericht 1984 heißt es z. B.: »Zu erwähnen ist, daß Vitamin C in Grüngemüsen nach der Ernte rasch durch Blattenzyme abgebaut wird; unmittelbar nach der Ernte blanchiertes und konserviertes Gemüse enhält daher höhere Vitamin-C-Mengen als »Frisch«-Gemüse, das 24 oder gar 48 Stunden unter ungünstigen Bedingungen gelagert wurde.«

Außerdem können durch herkömmliche Zubereitungsmethoden zwischen 60–100 % der Vitamine verlorengehen. Durch das Wässern und ungeschützte Herumstehen in feingeschnittenem Zustand, durch ausgedehnte Kochvorgänge und weitere unsachgemäße Behandlung, können Vitamine restlos zerstört werden oder sie wandern ins Kochwasser über, und dieses schütten wir in den Ausguß.

Die wasserlöslichen Vitamine des B- und C-Komplexes sind von dieser Situation vorrangig betroffen. Für eine Vitaminunterversorgung spricht außerdem die Tatsache, daß eine Vielzahl von Menschen mit sitzender Tätigkeit peinlich genau auf ihre persönliche Kalorienzufuhr achten. Wird das Nahrungsangebot wegen der schlanken Linie reduziert, ist zwangsläufig auch die Zufuhr essentieller Vitamine gemindert – diese sind an unerwünschte Kalorien gekoppelt.

Aufgrund unserer alltäglichen Belastungen wie Leistungsdruck, Negativ-Streß, Umwelteinflüsse und körperlich-seelischer Überforderung benötigen wir aber mehr lebenswichtige Vitamine. Mit dem Menschen verhält es sich in diesem Fall in ähnlicher Weise wie bei Labortieren im ernährungs-wissenschaftlichen Versuch. Der Kost wurde ein Vitamin nahezu entzogen, ein weiteres geringfügig unter das als notwendig erachtete Angebot gesetzt. Alle anderen Nahrungssubstanzen waren ausreichend vorhanden, und sie wurden ständig peinlich genau Tag für Tag kontrolliert. Unter diesen Bedingungen entwickelten die so behandelten Labortiere im Verlauf der Zeit Erkrankungen und ihre Lebenserwartung war deutlich gemindert. Ein Mensch unserer Tage, der zunehmend Fast-Food, Konserven oder Fertiggerichte bevorzugt, erhält seine notwendigen Fette, Kohlenhydrate und Eiweißsubstanzen (zumeist überreichlich). In schwerwiegenden Fällen können bei diesem Kostangebot bis zu 20 der lebenswichtigen Vitamine und Mineralien fehlen. So kann ein Mangel von einigen Nährstoffen hochgradig, bei einigen weiteren nur eine mäßige Unterversorgung vorhanden sein. In der Weise, wie die Wissenschaftler eine Mangelsituaion beim Tier experimentell erzeugen, schafft sich der Mensch unserer Zeit diese aus Unwissenheit selbst. Ein Mangel an B-Vitamin sowie an C, D und E, weiterhin an Eisen, Jod, Kalzium und lebenswichtigen Spurenelementen, kann sehr schnell eintreten. Wer sich ansonsten möglichst vernünftig ernährt, jeden Tag aber ein Päckchen Zigaretten raucht, verbraucht für dieses Laster bis zu

60 % seines Vitamin-C-Angebotes. Dieses wird benötigt, um
u. a. das Kadmium des Zigarettenrauches im Organismus zu
eliminieren.

● Der Genuß einer einzigen Zigarette kann bis zu 25 Milligramm Vitamin C verbrauchen. Das Nikotin gilt als hochgradiger »Vitamin-Räuber«.

Im Verlauf des Buches werde ich Ihnen von anderen Substan-
zen berichten, die Ihren Vitaminhaushalt ebenso strapazieren.
Im Sinne einer gemischten, vitalstoffreichen Kost als wichtige
Grundlage des Nahrungsangebotes gelten folgende Regeln:
– Achten Sie darauf, daß Ihr persönliches Lebensmittelange-
bot den tatsächlichen Energieforderungen entspricht. Das
gilt für Sie, Ihre Familienmitglieder und weitere zu betreu-
ende Personen in unterschiedlichen Lebensphasen und
Situationen. Einige gebräuchliche Lebensmittel, deren
Nährstoffdichte optimal ist (im Gegensatz zum nährstoffar-
men Nahrungsmittel), sollten als Grundlage für die tägli-
chen Mahlzeiten dienen.
– Trinken Sie einen Liter Milch möglichst als Vorzugsmilch in
Form von Voll-, Mager- oder Buttermilch sowie Dickmilch
oder Joghurt. Sie können auch eine Kombination aus diesen
Produkten anbieten, die gemeinsam etwa einen Liter pro
Person ergeben. Kranke, Genesende und Heranwachsende,
sollen täglich einen Becher Joghurt zusätzlich erhalten.
– Essen Sie Vollkornbrot und Vollkorngetreideprodukte
(Müsli, Vollkornnudeln, Vollkornbackwaren), am besten
aus frisch gemahlenem Korn, mit einem reichlichen Angebot an Keimen. Da vielfach und vor allem in zunehmendem
Maße ein Vitamin-B-Mangel beobachtet wird, versorgen Sie
sich mit zusätzlichen Hefe-Präparaten und essen Sie innerhalb von 14 Tagen ein Lebergericht. Torula-Hefe (Apotheke, Reformhaus) und Bier sind ausgezeichnete Vitamin-
B-Lieferanten. Für Bier gilt: Maßhalten.
– Essen und trinken Sie jeden Tag den Saft und das Fruchtfleisch frischer Zitrusfrüchte. Ein bis zwei Gläser frisch-

gepreßter Saft zum Frühstück und im Laufe des Tages als weitere fruchtige Erfrischungen tun Jung und Alt gut. Versuchen Sie auf Industriezucker als Beigabe zu verzichten!

– Verwenden Sie hochwertige Pflanzenöle zur Zubereitung von Salaten, zur Verfeinerung von schonend gedünstetem Gemüse. Ihre Familie und Sie benötigen die essentiellen, hochungesättigten Fettsäuren (Linolsäure) aus pflanzlichen Ölen und Fetten. Pro Person sollten täglich ca. 10–15 Gramm angeboten werden. Empfehlenswert sind Weizen- und Maiskeimöle sowie Sojaöl (Lebensmittelhandel und Reformhaus). Sparen Sie niemals, wenn Sie Öl einkaufen und bewahren Sie das wertvolle pflanzliche Öl dunkel und kühl auf.

– Essen Sie täglich ungekochtes Gemüse in Form von Salat zur Mittag- und/oder Abendmahlzeit. Sorgen Sie für ein reichliches Gemüseangebot zum Fleisch oder Fisch. Schlemmen Sie in frischen Gemüsen, Ihrer Gesundheit und schlanken Linie zuliebe. Wir Deutsche sind leider Gemüsemuffel, nur die Dänen essen im europäischen Raum noch weniger als wir!

– Rohes Gemüse und Obst sind Ihrer Gesundheit zuträglicher als gekochtes, selbstzubereitetes Gemüse ist günstiger als tiefgefrorene Ware. Diese ist aber den Konserven in jedweder Form vorzuziehen.

– Erhöhen Sie das Angebot an fettarmem Fisch und Geflügel zu Lasten des Schweinefleisch-Verzehrs. Verzichten Sie vor allem auf fettes Rind- und Schweinefleisch, insbesondere auf fettreiche Wurst mit geringem Eiweißangebot. Innereien wie Leber, Herz, Lunge und Nieren bereichern das wohlverstandene gemischte Nahrungsangebot etwa einmal pro Woche, so daß Sie im Laufe eines Monats variieren können. Bei erhöhten Blutfettwerten ist Vorsicht geboten! Das gilt auch für den Verzehr von Lammfleisch und fettreichen Fischsorten sowie für solche, umgeben von dickem Panademantel, ausgebacken in reichlich Fett.

– Essen Sie täglich Quark und Käse der Magerstufe. Der Quark ist im übrigen eines der vielseitigsten Nahrungsmittel mit einem vorzüglichen Angebot wertvoller Eiweißsubstanzen, dem Ausgangsstoff für lebenswichtige Aminosäuren. Verwenden Sie Kräuter, verschiedene Obstsorten, frischgepreßte Säfte und möglichst Zuckeraustauschstoffe im Verbund mit Quark oder Topfen.

– Setzen Sie Ihren Kochsalzverbrauch pro Person und Tag auf etwa 6 Gramm herab. Verwenden Sie jodhaltiges Salz. Es ist etwas teurer als das gewöhnliche Haushaltssalz, aber Ihre Schilddrüse und Ihre Blutgefäße werden Ihnen das ernährungsphysiologisch vernünftige Salzangebot danken. Bei salzarmer Diät sprechen Sie mit Ihrem Hausarzt, um wichtiges Jod über andere Quellen zuzuführen.

– Trinken Sie und Ihre Familienmitglieder mindestens zwei Liter Flüssigkeit pro Tag. Das kann in Form von gutem Leitungs- oder Mineralwasser sowie als Tee unterschiedlicher Art, als Obst- und Gemüsesaft oder Buttermilch geschehen. Sowohl für die schlanke Linie als auch für die notwendige Entschlackung und Funktionstüchtigkeit der Nieren ist diese Flüssigkeitszufuhr von entscheidender Bedeutung.

Unsere Ernährung bedarf einer gründlichen Veränderung. Ihr Stellenwert in Sachen Vorbeugung von Zivilisationserkrankungen ist nicht hoch genug anzusetzen.

Der landläufigste Fehler in Fragen der Ernährungslehre und Kostumstellung ist leider häufig eine Art von Euphorie. Von einem bestimmten Nährstoff werden Wunderwirkungen erhofft und erwartet. Um Sie, liebe Leser, vor diesem Fehler zu bewahren, habe ich versucht, Ihnen die Vitamine im allgemeinen und eine vernünftige Basisernährung im besonderen näherzubringen. Die erhoffte Wunderwirkung im Hinblick auf einen Nährstoff zwingt diesen in die unmittelbare Nähe von Medikamenten. Von einem Schmerzmittel wird selbstverständlich sofort eine Wirkung erwartet, mit einem Nährstoff verhält es sich völlig anders. Nur ein komplettes Angebot der etwa 40 Wirkstoffe in unserer Ernährung kann uns Gesundheit und Lebensfreude erhalten. Das Miteinander aller Substanzen ist von eminenter Bedeutung.

Wie wenig gut es um unsere tägliche Nahrung steht, zeigt die Tatsache auf, daß heutzutage für die Behandlung und die weiteren Folgen ernährungsbedingter Erkrankungen bereits mehr als 40 Milliarden DM pro Jahr notwendig sind, die das Gemeinwesen und damit jeden einzelnen belasten. (Es gibt Experten, die bereits von 60 Milliarden pro Jahr ausgehen.) Mehr als 40 % aller Fälle von Frühinvalidität im mittleren Lebensalter gehen bereits auf das Konto »ernährungsabhängige Krankheiten« insbesondere des Herzens und des Gefäßsystems. In diese Überlegungen reiht sich das Vitamin C als essentieller Nährstoff ein. Es nimmt am multifaktorellen Geschehen im Hinblick auf die Stabilisierung und Erhaltung der Gesundheit teil, es ist ein Rad im Getriebe, dem wir besondere Beachtung schenken müssen.

III Was steckt wirklich hinter dem populären Vitamin C?

Nahezu jeder erwachsene Bundesbürger kennt den Nähr- oder Vitalstoff Vitamin C. Das Vitamin C ist eindeutig die bekannteste Substanz im Kreise aller anderen Vitamine. Die Ascorbinsäure wird zumeist mit sehr alltäglichen Mißempfindungen wie Husten, Schnupfen und Heiserkeit und manchmal auch mit der Frühjahrsmüdigkeit in Verbindung gebracht. Damit erschöpfen sich aber – nach Ansicht der meisten Befragten – die Möglichkeiten und Aufgaben des Vitamin C. Es muß bereits an dieser Stelle unmißverständlich festgehalten werden: Das Vitamin C unterliegt mit seinem breitgefächerten Wirkungsspektrum im allgemeinen Verständnis einer bedeutenden Unterschätzung. Wenig bekannt sind z.B. folgende Punkte:

– Menschliches Leben ist ohne Vitamin C unmöglich.
– Das Vitamin C kann vom Menschen nicht synthetisiert, d. h. vom Organismus nicht aufgebaut werden.
– Vitamin C ist wasserlöslich und nicht hitzebeständig und darum äußerst empfindlich und leicht zerstörbar.
– Der Mensch besitzt für die Vorratshaltung des Vitamin C keine Möglichkeit. Er muß es täglich in einer bestimmten Menge mit der Nahrung aufnehmen.

Der Mensch gehört zu der ganz geringen Zahl der Geschöpfe dieser Welt, die ihr eigenes Vitamin C nicht aus sich heraus aufbauen können. Ebenso wie die Primaten, das Meerschweinchen und einige Fischarten (soweit sie daraufhin untersucht wurden) hat die Spezies Mensch im Verlauf ihrer Entwicklung die äußerst praktische und wunderbare Möglichkeit verloren, eine bedarfsgerechte Menge an Vitamin C aus eigener Kraft bereitzustellen. Wir sind also auf externe Quellen über das Nahrungsangebot angewiesen und folglich können in erster Linie beim Menschen schwerwiegende Vitamin-C-Mangelerscheinungen festgestellt werden. Sie zeigen sich, wie bereits beschrieben, in der Ausbildung des Skorbuts und bei Kindern durch die sogenannte Möller-Barlowsche Krankheit. Neben diesen beiden klassischen Vitamin-C-Mangelerkrankungen werden beim Menschen, aber auch beim Nutztier – bei gestörter Synthese oder einem geringen Vitamin-C-Angebot – bestimmte, jedoch unspezifische Auswirkungen beobachtet. Eine Vitamin-C-Unterversorgung, eine sogenannte Hypovit aminose, ist zumeist nur mühsam oder überhaupt nicht als solche erkennbar.

Beim Menschen können Zahnfleischschwellungen und -blutungen, rasche Ermüdbarkeit, Knochenschmerzen, allgemeine Schwächezustände oder die Ausbildung von Hämorrhoiden auf eine Vitamin-C-Unterversorgung hinweisen.

Kälber und Ferkel verfügen zu Beginn ihres Lebens noch nicht über die volle Möglichkeit, genügend körpereigenes Vitamin C aufzubauen. Zudem wurde bekannt, daß bei ausgewachsenen Haustieren eine Verminderung der Vitamin-C-Synthese ebenso stattfindet, wie ein erhöhter Vitamin-C-Bedarf. Treten bei diesen Tieren bestimmte Streßfaktoren auf, z. B. Kälte, Hitze, Infektionen oder parasitär verursachte Erkrankungen sowie unzulängliche Kost, reagieren sie mit Mangelerscheinungen. Es handelt sich dabei u. a. um Wachstumsverzögerungen beim Huhn, um eine Minderung der Schalenqualität der Eier und um eine verringerte Legefreudigkeit. Als Mangelerscheinungen gelten beim Tier weiterhin Aktivitätsverluste, Gewichtsabnahme, Blutarmut, Durchfall (Meerschweinchen und Affe), unerklärbare Blutungen in Gelenken und an der Haut, Wachstumshemmung, Knochenbrüche und glanzloses Fell.

Mir scheint, als sei das Tier im allgemeinen intensiver auf eine Vitamin-C-Mangelversorgung untersucht worden als der Mensch, und es wird – was die unterschiedlichen Vitamin-Zusätze im Futter von Haustieren anbelangt – vielfach eine bessere Versorgung angeboten. Tierische Organe wiesen im übrigen in den Nebennieren, in der Leber und im Gehirn und insbesondere in der Hypophyse (= Hirnanhangdrüse) besonders hohe Ascorbinsäurekonzentrationen auf.

Zweifellos ist das Vitamin C eine Substanz, die der Mensch

in gleichem Maße benötigt, wie frisches Wasser und den Sauerstoff aus der Atemluft. Es ist bekannt, daß Tiere unter Streßeinwirkung die dreifache Vitamin-C-Menge synthetisieren, als unter normalen Bedingungen. Also folgerte man, daß der Mensch des 20. Jahrhunderts, der unter permanenter Streßbelastung stöhnt – vorausgesetzt er wäre in der Lage –, eine unermüdliche Produktion von Vitamin C in Gang setzten müßte. Natürlich hat man Hypothesen darüber aufgestellt und sich gefragt, wieviel Vitamin C der Mensch wirklich benötigt. Für die Ernährung eines Affen in unseren zoologischen Gärten wird eine Gabe von 55 Milligramm Vitamin C pro Kilogramm Körpergewicht empfohlen. Auf den menschlichen Organismus übertragen hieße das, bei einem durchschnittlichen Körpergewicht von 70 Kilogramm: 3850 mg Vitamin C pro Tag!

In seiner heimatlichen Umgebung verzehrt z. B. ein Gorilla etwa 4500 mg Vitamin C mit Hilfe seiner Nahrung, die aus reichlich Vitamin-C-haltigen Früchten besteht. Im Zusammenhang mit diesen Überlegungen heißt es in einer amerikanischen Arbeit: »Könnten Mensch ihr eigenes Vitamin C produzieren, so würde diese Menge wahrscheinlich mindestens 5000 mg pro Tag betragen. Diese Menge dürfte etwa unserem tatsächlichen Bedarf entsprechen.«

Die Deutsche Gesellschaft für Ernährung empfiehlt in ihrer
4. erweiterten Auflage folgende Vitamin-C-Mengen pro Tag:

Vitamin C

	mg/Tag	mg/MJ (Nährstoffdichte)	
		m	W
Säuglinge			
0–2 Monate	40	18	
3–5 Monate	45	15	
6–11 Monate	50	14	
Kinder			
1–3 Jahre	55	12	
4–6 Jahre	60	9	
7–9 Jahre	65	8	
10–12 Jahre	70	7	7
13–14 Jahre	75	7	7
Jugendliche und Erwachsene			
15–18 Jahre	75	6	7
19–35 Jahre	75	7	8
36–50 Jahre	75	7	9
51–65 Jahre	75	8	10
über 65 Jahre	75	9	11
Schwangere ab 4. Monat	+25	10	
Stillende	+50[1]	10	

[1] ca. 6 mg Vitamin-C-Zulage pro 100 g sezernierte Milch

Das Vitamin C ist nicht hitzebeständig und außerdem wasserlöslich, d. h., es geht im menschlichen Körper in Flüssigkeiten
über. Diese physiologische Eigenschaft macht aber gleichzeitig
das Vitamin C, z. B. während des Kochvorgangs von Gemüsen, zu einem äußerst sensiblen und schutzbedürftigen Stoff.
Das Wässern von geputzten Gemüsen, langandauernde Kochvorgänge, das Warmhalten und das erneute Aufwärmen der

Speisen vernichten das Vitamin C Zug um Zug. Das Vitamin C ist außerdem noch äußerst oxidationsempfindlich, es verändert sich durch den Zutritt von Luftsauerstoff, der die Ascorbinsäure binnen kurzer Zeit angreift und zerstört. Was heißt Oxidation? Schneiden Sie einen Apfel in der Mitte durch und setzen ihn ungeschützt eine Weile dem Einfluß des Luftsauerstoffs aus. Der Apfel läuft an den Schnittflächen braun an. Oxidierende Enzyme (bestimmte Steuerungsstoffe) im Fruchtfleisch bewirken gleichzeitig die Braunfärbung und die Zerstörung von Vitamin C.

Äpfel, Birnen, Kirschen, Weintrauben, Bananen, Aprikosen und Mirabellen enthalten verhältnismäßig wenig Ascorbinsäure, die besonders leicht unter der Einwirkung von Luftsauerstoff zerstört wird. Reichlich Vitamin C enthalten z. B. die Hagebutten, die Samenkapseln der wilden Rose, sowie Sanddorn, schwarze Johannisbeeren, Stachelbeeren und Zitrusfrüchte. Sie verfügen über weniger Oxidationsenzyme, so daß ihr Gehalt an Vitamin C als stabiler anzusehen ist. Wenn Sie z: B. einen aufgeschnittenen Apfel oder eine Banane mit reinem, Vitamin-C-haltigen Zitronensaft beträufeln, geht der Bräunungsvorgang an den Schnittflächen merklich langsamer vonstatten. Zusätzliche Ascorbinsäure verhindert die enzymatisch bedingte Bräunung weitgehend, zumindest ist sie in der Lage, diese hinauszögern und damit das im Fruchtfleisch enthaltene Vitamin C zu stabilisieren. In welcher Form der Luftsauerstoff das Vitamin C zerstört, ist auf Grund von Untersuchungen meßbar. Theoretisch werden durch ein Mol Sauerstoff, zwei Mole Ascorbinsäure oxidiert, d. h. 11 mg Ascorbinsäure vermögen 1 mg Sauerstoff zu inaktivieren.

Warum ist diese Tatsache für unseren Küchenalltag und damit für unsere Vitamin-C-Versorgung von Bedeutung? Die immer wieder zu beobachtende lästige Bräunung von Vitamin-C-haltigen Früchten und deren Säften ist nicht nur ein ästhetisches, sondern auch ein ernährungsphysiologisches Problem. Ursula Wintermeyer schreibt in diesem Zusammenhang: »Die Bräungsreaktion tritt ein, sobald die Zellen der frischen Frucht bei der mechanischen Aufbereitung beschädigt und der

Zellinhalt dem Luftsauerstoff ausgesetzt wird. Die zunächst reversiblen Oxidationen führen bei Abwesenheit von Ascorbinsäure oder anderen Wasserstoffdonatoren in Gegenwart von überschüssigem Sauerstoff zu weiteren Oxidations- und Polymerisationsreaktionen, wobei aus den bereits entstandenen, gefärbten, chinoiden Verbindungen irreversibel dunkelbraun gefärbte Substanzen entstehen.«

Die Ascorbinsäure wirkt der enzymatisch bedingten Bräunung des Obstes entgegen. Wenig Bedeutung besitzt dabei die Tatsache, ob das Viatmin C im Obst reichlich vorhanden ist oder zu diesem Zweck hinzugefügt wird. Wichtig ist nur, daß die Ascorbinsäure die bereits bestehenden Verbindungen mindert oder den hinzugetretenen Sauerstoff bindet. Die Ascorbinsäure geht bei diesem Vorgang in die sogenannte Dehydro-Ascorbinsäure über. Bei der Herstellung von Obstsäften erfolgen trotz Vorsicht und technisch hochentwickelter Verfahren immer unterschiedliche Vitamin-C-Verluste. Sie zeigen sich durch bestimmte Verfärbungen. Ein Liter Obstsaft kann – je nach technischer Aufbereitung und Verarbeitungsweise – bis zu 6 mg Saucrstoff lösen. Unter der Voraussetzung, daß der gesamte Sauerstoff zur Ascorbinsäure-Oxidation verbraucht wird, können somit bei einem mit Luft gesättigten Obstsaft bis zu 66 Milligramm Ascorbinsäure pro Liter zerstört werden.

Durch den Zusatz von Ascorbinsäure werden farbliche Veränderungen sowie Geschmacks- und Aromaverluste vermieden. Das gilt für Obstarten, die über ein geringes Angebot an Ascorbinsäure, dagegen aber über reichliche Oxidationsenzyme verfügen. Sie verlieren unter Sauerstoffeinwirkung rasch ihr natürliches Vitamin C. Während des Maischens oder Kelterns führen Substanzen wie Eisen und Kupfer zu weiteren empfindlichen Ascorbinsäure-Verlusten, denn Schwermetallbestandteile beschleunigen die Vitamin-C-Oxidation zusätzlich.

Zur Stabilisierung des Obstsaftes werden bei der Herstellung pro Liter häufig etwa 50 Milligramm Ascorbinsäure zugesetzt. Sie sehen, liebe Leser, gute Obstsäfte enthalten Vitamin C. Der Zusatz ist schon allein darum dringend notwendig, um die Qualität des Produktes zu erhalten. Ebenso wird bei bestimmten Erfrischungsgetränken verfahren, die als Geschmacksgrundlage Zitrusfrüchte aufweisen. Es ist notwendig, das geschmacksempfindliche Zitrusöl während des Abfüllvorgangs und des Hinzufügens von Kohlendioxid, vor den Auswirkungen der Oxidation durch Sauerstoff zu bewahren und geschmackliche Verluste zu unterbinden.

Es ist aus den aufgeführten Situationen um die Instabilität des Vitamin C leicht zu verstehen, daß wir im Küchenalltag äußerst umsichtig und behutsam mit ascorbinsäurehaltigen Lebensmitteln umgehen müssen, sonst könnten Sie bei einer anscheinend guten und ausreichenden Vitamin-C-Versorgung letztendlich nur ganz geringe Spuren des wichtigen Vitalstoffes aufnehmen. Aus diesem Grunde hat die Deutsche Gesellschaft für Ernährung weitere Empfehlungen erstellt, die eine ausreichende Vitamin-C-Zufuhr trotz Verlusten bei der Zubereitung gewährleisten.

Empfehlungen bei der Benutzung von Nährwerttabellen[1]

Vitamin C

	mg/Tag
Säuglinge	
0–2 Monate	57
3–5 Monate	64
6–11 Monate	71
Kinder	
1–3 Jahre	79
4–6 Jahre	86
7–9 Jahre	93
10–12 Jahre	100
13–14 Jahre	107
Jugendliche und Erwachsene	
15–18 Jahre	107
19–35 Jahre	107
51–65 Jahre	107
über 65 Jahre	107
Schwangere ab 4. Monat	+36
Stillende	+71[2]

Aufgrund der Berechnungen der Deutschen Gesellschaft für Ernährung, enthält die Milch einer gesunden und mit Vitamin C gut versorgten Frau durchschnittlich 50 mg Vitamin C pro Liter. Ein natürlich ernährter Säugling nimmt mit der Muttermilch etwa 35–45 mg Vitamin C täglich auf und erhält damit eine befriedigende Vitamin-C-Versorgung. Der Mehrbedarf stillender Mütter ist durch die relativ hohe Vitamin-C-Konzentration in der Frauenmilch zu erklären. Diese verringert sich, wenn das Vitamin-C-Angebot durch die tägliche Ernährung nicht ausreichend ist. Ich möchte in diesem Zusammenhang zu bedenken geben, daß Befürchtungen der vergangenen Zeit, die

1) ungefähr 30 % Zubereitungsverluste (Mittelwert für sämtliche verbrauchten Lebensmittel bei landesüblicher Ernährung und schonender Zubereitung)
2) ca. 8 mg Vitamin-C-Zulage pro 100 g sezernierte Milch

Frauenmilch enthalte überhöhte Kadmium- bzw. Schadstoff-konzentrationen und sei deshalb für das Kind eher schädlich als nützlich, mit der zusätzlichen Gabe von Vitamin C weitgehend zu entkräften sind. Das Vitamin C ist – wie wir im Verlauf des Buches noch diskutieren werden – in der Lage, derartige Umweltschadstoffe weitgehend unschädlich zu machen und zur Ausscheidung zu bringen. Vielleicht werden aus diesem Grunde überängstliche Mütter ernährungsbewußter, statt ihr Stillgeschäft einzustellen, und die Überzeugung spricht sich herum, daß Vitamin C ein natürlicher, biologischer Schutz gegen die gefürchteten Umweltschadstoffe der Frauenmilch ist. Ich hoffe, daß sich Kinderärzte und Gynäkologen mit dieser Thematik intensiver auseinandersetzen und auf Grund neuerer Erkenntnisse guten Gewissens den Rat weitergeben können, dem Neugeborenen die natürlichste Ernährung der Welt nicht vorzuenthalten. Neben den nachweisbar vorhandenen Schad-stoffen enthält die Muttermlch ein wichtiges Angebot von Wirksubstanzen, die für das Baby in den ersten Lebensmona-ten den besten Start ermöglichen.

Zu den wichtigsten Funktionen des Vitamin C zählt der Beitrag zum Aufbau interzellulärer Substanzen im Stützgewebe des menschlichen Körpers. Dabei handelt es sich in erster Linie um das zellreiche Bindegewebe, das Skelettsystem, die Knorpel und Sehnen sowie das Zahnbein. Das Vitamin C ist zur biologi-schen Funktion dieser Körpergewebe unerläßlich! Es gilt als erwiesen, daß Vitamin C einen erheblichen stimulierenden Einfluß auf das körpereigene Immunsystem ausübt und damit die Abwehrfunktionen des Organismus unterstützt. Das gilt u. a. für die Bildung von Antikörpern und Leukozytenaktivitä-ten. Die Tatsache, daß die Ascorbinsäure mühelos zu Dehy-dro-Ascorbinsäure oxidiert und diese erneut in Ascorbinsäure umgewandelt wird, erhklärt die Annahme, daß das Vitamin C als sogenanntes Redox-System innerhalb der physiologischen Oxidationsabläufe einen wesentlichen Beitrag leistet. »So wurde die Beeinträchtigung der Bildung der interzellulären Substanz von Stützgewebe bei Vitamin-C-Mangel mit Störungen in der Hydroxilierung des Prolins zu Hydroxiprolin, einem wesentlichen Baustein der kollagenen Fasern, in Zusammenhang gebracht.« Nach neuesten Erkenntnissen spielt das Vitamin C eine bedeutende Rolle bei der regulären Aufnahme von Eisen und dessen Speicherung im Knochenmark, der Milz und der Leber. Ist die Vitamin-C-Versorgung unzulänglich, kann der Transport von Eisen zwischen dem Blutplasma und dem Speicherorgan unterbrochen sein.

Fassen wir zusammen:

- Das Vitamin C oder die Ascorbinsäure ist eine unverzichtbare, lebenswichtige Substanz für den Körper.
- Im Gegensatz zu den anderen Warmblütlern kann der Mensch das notwendige Vitamin C nicht im Körper aufbauen, sondern er ist darauf angewiesen, den Vitalstoff täglich über die Nahrung zu erhalten.
- Vitamin C wird in relativ großen und unterschiedlichen Mengen in grünen Pflanzen und einer Fülle von Früchten gebildet.
- Bei Transport, Lagerung, Zubereitung und industrieller Verarbeitung der Vitamin-C-haltigen Lebensmittel entstehen durch direkte Sauerstoffeinwirkung Vitamin-C-Verluste. Durch Erhitzen, langandauernde Kochvorgänge und das Wässern, wird Vitamin C reduziert.
- Der tatsächlich notwendige Vitamin-C-Bedarf des Menschen ist nicht einfach zu ermitteln. Bestimmte Lebensphasen erfordern eine erhöhte Vitamin-C-Zufuhr. Das gilt bei körperlicher Überbeanspruchung, erhöhter Flüssigkeitszufuhr und -ausscheidung, bei Erkrankungen, in der Schwangerschaft und Stillzeit, bei Nikotingenuß sowie für den älteren Menschen.
- Die wichtigsten Vitamin-C-haltigen Lebensmittel sind alle Grüngemüse wie Spinat, Broccoli, Paprika und Grünkohl, Tomaten sowie Kartoffeln. Alle Obstsorten, insbesondere Zitrusfrüchte und Hagebutten.
- Die Gegenwart von Schwermetallspuren (Kadmium, Kupfer) beschleunigt Vitamin-C-Verluste erheblich, so daß zusätzliche Ascorbinsäuregaben notwendig sind.

IV Achten Sie unbedingt auf blaue Flecken und auf Ihre Zähne

Haben Sie das auch schon einmal erlebt...? Aus nichtigen und unerklärbarem Anlaß entsteht ein großer, häßlicher blauer Fleck? Sie haben sich vielleicht irgendwo gestoßen oder der Partner kniff Sie aus Übermut, und Sie wundern sich. Über das Entstehen blauer Flecken klagen zumeist Frauen, ebenfalls passieren sie häufig bei Kindern, die bei Sport und Spiel nicht so genau aufpassen. Woher sie tatsächlich kommen, wissen die Jüngsten hinterher der besorgten Mutter nicht so recht zu erklären, denn weh getan hat es schließlich nicht. Sie werden es kaum glauben, aber die verstärkte Neigung zur Ausbildung blauer Flecken zeigt eine Vitamin-C-Unterversorgung auf. Fehlt es im Organismus an der notwendigen Ascorbinsäure oder ist die Versorgung auch nur unbefriedigend, werden die kleinen Blutgefäße mit der Zeit dünnwandig und brüchig. Es bilden sich durch äußere, wenig beachtete Einwirkungen sogenannte Hämatome (Blutansammlungen) und unter Umständen auch häßliche Krampfadern sowie die Neigung zu Nasenbluten aus. Die Wände des weitverzweigten, ca. 100 000 Kilometer langen Gefäßsystems des Menschen – $2^1/2$ mal der Äquatorumfang! – müssen ständig in der Lage sein, sich auszudehnen und zusammenzuziehen. Diese Eigenschaft gilt als Grundlage für den ordnungsgemäßen Bluttransport. Der Blutbedarf in den unterschiedlichen Geweben und Organen des Körpers wechselt stark. Darum sind Elastizität und Widerstandskraft der Blutgefäßwände von großer Bedeutung für die stete Anlieferung von Sauerstoff und Nährstoffen sowie den zügigen Abtransport von Stoffwechselschlacken. Gesunde Blutgefäße besitzen eine ungeheure Anpassungsfähigkeit und Elastizität, sie sind ohne weiteres mit Gummibändern zu vergleichen. Eine Vitamin-C-Unterversorgung führt zu vorgezogenen Verfalls- oder Verschleißerscheinungen der zarten Gefäßwände. Von dieser negativen Reaktion sind insbesondere die Membranen der Kapillaren, d. h. die Wände der winzig kleinen, zarten Haargefäße betroffen. Sie bestehen aus empfindlichen Zellen und geringen Mengen an Stützsubstanz. Werden die Kapillaren unelastisch und brüchig, halten die Gefäßwände dem wechselnden Blutdruck nicht ordnungsgemäß stand. Kleine Verletzungen, wie ein leichter Stoß oder Schlag lassen Blut austreten. Diese anfänglich geringfügigen Blutungen entstehen zuerst unbemerkt an den Gelenken, innerhalb des Darmtraktes und auch im Knochenmark. Innerhalb der Gelenke führen diese Blutungen nicht selten zu Schmerzen bei normalen Bewegungsabläufen, die rheumatische Charakterzüge haben können. Sind die Blutgefäße im Unterhautgewebe brüchig, führt ausgetretenes Blut durch Verfärbung beim Abbau des Blutfarbstoffes zu äußerlich sichtbaren blauen Flecken unterschiedlichen Ausmaßes.

● Beobachten Sie ohne schmerzenden Stoß oder Schlag blaue Flecken, liegt eine Minderung der biologsichen Funktionstüchtigkeit der kleine Blutgefäße vor.

● Dieser Hinweis deutet auf Vitamin-C-Unterversorgung hin, die sich insbesondere bei Frauen und Kindern in dieser Form bemerkbar macht.

Männer sind von der Natur mit eindeutig härteren und kräftigeren Muskeln ausgestattet. Ihre Neigung, blaue Flecken auszubilden, ist dadurch gemindert. Das starke Geschlecht wird eher durch Zahnfleischbluten, die bewußte rosa Zahnbürste, auf die Brüchigkeit seiner Gefäßwände aufmerksam gemacht. Blutendes Zahnfleisch (der bewußte Apfeltest macht es ebenfalls offenkundig) ist ein weitverbreitetes Übel, und es gilt u. a. als sicheres Symptom für eine Vitamin-C-Unterversorgung. Wer das Warnsignal frühzeitig beobachtet, kann mit einer Ernährungsumstellung und mit zusätzlichen Ascorbinsäuregaben gezielt gegensteuern. Die angegriffenen Gefäßwände erholen sich erstaunlich rasch. Amerikanische Erfahrungen besagen, daß im Anfangsstadium eine Besserung mit Hilfe von Vitamin C innerhalb von wenigen Tagen möglich ist.

Gesundes Zahnfleisch schließt sich fest an die Zahnhälse an. Es blutet nicht, weder beim Biß in einen harten Apfel, noch nach kräftiger Reinigung mit einer festen Zahnbürste. Eine Vitamin-C-Unterversorgung verursacht außer Blutungen schwammiges Zahnfleisch. In diesem Milieu entstehen häufig Infektionen, denn Bakterien fühlen sich in dieser Umgebung außerordentlich wohl. Sie leben von toten Zellen des erkrankten Zahnfleisches.

Diese Beeinträchtigung führt häufig zur Ausbildung von Zahntaschen (d. h. *Alveoalarb Gorrhoe*). Werden die Zahntaschen sachgemäß versorgt und gereinigt und findet gleichzeitig eine Versorgung mit Vitamin-C-haltiger Nahrung und zusätzlicher Ascorbinsäure statt, schwinden Rötungen, Entzündungen und die Zahntaschen bilden sich im Anfangsstadium vollkommen zurück. Achten Sie ebenso auf ein ausreichendes Angebot von Vitamin A bzw. Beta-Karotin und Niacin (Vitamin B_3).

Das weitverbreitete Krankheitsbild der Parodontose zeichnet sich durch häufige Blutungen, Infektionen und den Verfall der Halterung von Zähnen aus. Die Zähne lockern sich, und sie erscheinen darum »länger«. Wird im Laborversuch mit Meerschweinchen (auch sie benötigen Vitamin C durch die Nahrung) ein leichter Vitamin-C-Mangel künstlich erzeugt, kann innerhalb von nur neun Monaten – dieser Zeitraum entspricht beim Tier dem Lebensalter eines Menschen von etwa 40 Jahren – eine Entwicklung festgestellt werden, die der Parodontose täuschend ähnlich ist. Es kann auf Grund dieser Untersuchungen davon ausgegangen werden, daß ein häufig über Jahre währender Vitamin-C-Mangel die Ausbildung einer Parodontose begünstigt. Nun ist heutzutage die Parodontose keineswegs ein Zeichen des Alters. Eine Vielzahl von Kindern und Jugendlichen leiden zumindest unter gewissen Vorstadien. Fragt man sie nach ihren Ernährungsgewohnheiten, so gehören das beliebte Fast-Food, colahaltige Getränke und süße Limonaden, Pommes Frites, Weißbrot und Brötchen zu ihren bevorzugten Speisen. Das Angebot von frischen Vitamin-C-haltigen Gemüsen und Früchten ist häufig äußerst dürftig.

Auch in diesem Fall bewirkt eine gezielte Ernährungsumstellung sowie eine Nahrungsergänzung mit Hilfe von Ascorbinsäure eine Verbesserung der Zahngesundheit. Im übrigen kann ein geringer Vitamin-C-Mangel das Wachstum der Zähne bei Kindern hemmen oder weiche, schadhafte Zähne im Gefolge haben, die schließlich für ein ganzes Leben gut sein sollen! Das Zahnbein entwickelt sich nicht normal, sondern es wird porös. Bakterien finden wenig Widerstand, sie dringen in den Zahnschmelz ein und kariöse Entwicklungen sind kaum zu vermeiden. Weitere Folgen sind Zahnfleischinfektionen, und damit schreitet der Zahnverlust unaufhörlich voran.

Die amerikanische Ernährungswissenschaftlerin Adelle Davis schreibt in diesem Zusammenhang: »Versuche mit radioaktiv markierten Mineralien haben gezeigt, daß bei einem unter Vitamin-C-Mangel stehenden Kind die Verabreichung des Vitamins innerhalb weniger Stunden die normale Zahnbeinproduktion wieder in Gang brachte.«

Der heimtückische Zerfall von Zahnfleisch und des Halterungsapparates der Zähne im Kieferknochen wird heute als gegebene Tatsache ab einem bestimmten Lebensalter fatalistisch hingenommen. Schließlich gibt es Zahnersatz, der häufig besser aussieht, als die eigenen Zähne. Die Schuld für den vorgezogenen Zahnverfall wird irrigerweise nur den Zahnbelägen zugeschrieben, die sich überall dort ansammeln, wo Speisereste nicht ordnungsgemäß entfernt werden und die wiederum Bakterien und abgestorbenen Zellen eine behagliche Umgebung bieten. Mit Sicherheit beeinflussen Zahnbeläge die Verfallserscheinungen, aber ein Vitamin-C-Mangel verschärft die Situation um ein Vielfaches.

Professor Dr. O. Alvarez/University of Washington/Seattle glaubt dagegen, daß die tatsächliche Ursache des weitverbreiteten Problems Parodontose in einem zwar nur geringfügigen, jedoch aber Mangel im Vitamin-C-Angebot zu suchen ist. Durch die Minderung normaler Vitamin-C-Blutserum-Konzentrationen werden Entzündungen und Blutungen des Zahnfleisches bewirkt. Der Professor der Biologie hat während einer Dauer von 22 Wochen zwei Gruppen von Affen untersucht. Die Hälfte der Labortiere erhielt eine Vitamin-C-arme Kostform, die andere dagegen wurde mit einem vitalstoffreichen und mit Vitamin-C-Zusätzen vervollständigten Futter versorgt.

Bei der Vitamin-C-armen Gruppe stellte der Forscher eindeutig stärkere Entzündungsreaktionen an den Zähnen fest, als bei denjenigen, die ausreichend Vitamin C erhielten. Professor Dr. O. Alvarez schloß daraus, daß die Anfälligkeit der Tiere für Parodontose möglicherweise mit der zu geringen Zahl ihrer weißen Blutkörperchen in Zusammenhang zu bringen sei. Die bekanntlich bakterienfeindlichen Abwehrzellen des Immunsystems benötigen zu ihrem Aufbau und ihrer Tätigkeit als funktionstüchtige Polizeitruppe im Organismus dringend Vitamin C.

● Die günstige Beeinflussung der Abwehrkräfte des Immunsystems scheint eine der wichtigsten physiologischen Wirkungen des Vitamin C zu sein.

V Mit Vitamin C gesundes Kollagen und feste Knochen

Die klassische Vitamin-C-Mangelkrankheit in ihrer ausgeprägten Form, der Skorbut, geht mit einer unzulänglichen Kollagenbildung Hand in Hand. Was ist Kollagen? Ganz einfach ausgedrückt handelt es sich um eine Masse, die auch als Knorpel- oder Bindewebsleim zu bezeichnen ist. Kollagen besteht aus einer mörtelähnlichen Substanz, die allen Zellen des Körpers als Schutz und gleichzeitig als Stütze dient. Der Knorpel- oder Bindegewebsleim ist als Gerüst-Eiweiß Hauptbestandteil des flächenmäßig großen, zellreichen Bindegewebes, der Knochensubstanz, der Sehnen und Knorpel, des Zahnbeins und der Gefäßwände. Das Kollagen verleiht den Organen Festigkeit und Elastizität. Zur Herstellung des Kollagens werden Proteine (Eiweißträger) benötigt, die der Körper in lebenswichtige Aminosäure umbaut. Das Kollagen bildet eine Art von Gelee oder Gelatine und jede der 60 bis 100 Billionen Körperzellen wird von schützender Gelatine (Gerüsteiweiß) umhüllt. Ohne Zutun von Vitamin C ist der Kollagenaufbau nicht möglich. Außerdem muß für diesen Vorgang nahezu ein Drittel der Körperproteine oder Aminosäuren sowie Kalzium zur Verfügung stehen. Das Kalzium selbst ist in der Stützsubstanz nicht vorhanden, es trägt aber dazu bei, daß der Knorpel- oder Bindegewebsleim erstarren kann, um ein festes Gelee zu bilden. Das Kalzium erfüllt eine ähnliche Aufgabe wie das Pektin in Pflanzen und Früchten. Es bildet bei Zucker- oder Säurezusätzen ein Gelee. Die Pektinstoffe finden Verwendung als diätetische oder pharmazeutische Bindemittel.

● Der Aufbau von Kollagen-, Bindegewebs- und Knorpelleim ist ohne Vitamin C nicht möglich, und die Funktionstüchtigkeit wird von Kalzium unterstützt.

Welche praktischen Aufgaben erfüllt das Kollagen? Die Zwischen-, Schutz- und Stützsubstanz im Zellgeschehen des Körpers spielt eine weitaus entscheidendere Rolle, als allgemeinhin angenommen wurde. Die Zellmembranen oder -wände sind sehr zarte empfindliche Gebilde, die aus wenigen Lagen von Molekülen bestehen. Sie umgeben das Wunderwerk Zelle, die Urbausteine menschlichen Lebens. Durch die Membranen findet ein ständiger Austausch zur Versorgung mit Nähr- und Sauerstoff aus dem vorbeifließenden Blut statt und ebenso wird eine Entsorgung vorgenommen, indem Zellstoffwechselendprodukte mitgenommen werden. Das Kollagen bildet normalerweise um jede Zelle ein beschützendes Bett aus Gelatine, das als wirksamer Schutz gegen Gifte, Fremdstoffe, Bakterien sowie gegen zahlreiche allergieverursachende Substanzen dient und somit die Zellen vor Eindringlingen und Feinden bewahrt. Eine funktionstüchtige Kittschicht kann nicht so einfach durchbrochen werden. Findet allerdings auf Grund von Vitamin-C-Mangel und einem ungenügenden Kalziumangebot eine Veränderung der Kollagensubstanz statt, wird diese spröde und morsch und durchlässig. Eindringlingen und Giften steht keine funktionstüchtige Schranke gegenüber. Sie können rasch passieren und in die Zelle vorstoßen. Infekten und vielem mehr sind auf diese Weise Tür und Tor geöffnet, und Krankheiten breiten sich aus.

Ebenso wird bei Vitamin-C-Mangel auch die von Kollagen beeinflußte Knochensubstanz angegriffen. Die Knochen verlieren an natürlicher Elastizität und Haltbarkeit, sie werden dünn und brüchig. Auf Grund einer Entmineralisierung kommt es leichter zu Knochenbrüchen, und das beileibe nicht nur bei Angehörigen der älteren Generation. Selbst wenn die für den Knochenaufbau wichtigen Stoffe Kalzium und Phosphor ausreichend zur Verfügung stehen, können sie ohne ausreichendes Kollagen – das ohne Vitamin C nicht gebildet wird – nicht von der Knochensubstanz festgehalten werden. Knochenbrüche heilen weitaus mühsamer und in langwierigen Prozessen, wenn die Bildung neuer Knochensubstanz auf Grund von Vitamin-C-Unterversorgung gestört ist. Die Knochen fügen sich nicht ordnungsgemäß aneinander. Eine deutlich gestörte Knochenheilung ist häufig bei älteren Menschen zu beobachten, deren Nahrung einen latenten Mangel an allen Vitalstoffen aufweist und zudem häufig – selbst bei ausreichendem Angebot – nicht mehr ordnungsgemäß über den Darm in die Blutbahn aufgenommen wird. Hier ist besondere Aufmerksamkeit dem befriedigenden Angebot an Kalzium, Eiweiß-Substanzen, Vitamin D und insbesondere von Vitamin C zu schenken.

Wenn Sie sich, liebe Leser, verletzt haben, bildet sich um die Wunde ein mehr oder weniger umfangreiches Narbengewebe aus kollagenem Bindegewebe. Seine Haltbarkeit wird von Vitamin C und Kalzium bestimmt. Das Vitamin C ist eine echte Wundheilungssubstanz! Ob Stich- oder Schnittwunden, Schürf- oder Brandwunden sowie Sportverletzungen unterschiedlicher Art – es wird immer Vitamin C zur Wundheilung benötigt, um Kollagen, das Eiweißgerüst oder die Klebesubstanz ordnungsgemäß zu bilden, um durch Verletzung getrennte Zellen wieder miteinander zu verknüpfen.

Menschen mit einem zu geringen Vitamin-C-Angebot bauen nur ganz langsam notwendiges Kollagen auf, und die Heilung verzögert sich für den Betroffenen zumeist aus unerklärbaren Gründen. Bei Patienten mit hartnäckigen, wundgelegenen Körperstellen, wurden durch tägliche Vitamin-C-Tabletten-Gaben à 500 mg erstaunliche Wundheilungen festgestellt. (*Lancet,* 7.9.1974). Andere Untersuchungen bewiesen, daß sich bei 1000 Patienten die Wundinfektionen deutlich verschlimmerten, wenn der Blutserumspiegel zu wenig Vitamin C aufwies (*Journal of the Indian Medical Association,* Februar 1975). Es wird außerdem berichtet, daß schwerheilende Wunden günstig zu beeinflussen sind, wenn sie mit Tüchern abgedeckt werden, die zuvor in ascorbinhaltiger Lösung getränkt wurden.

Während des 1. Weltkrieges bemerkten Ärzte und Pflegepersonal, daß die Wundheilung der Soldaten nur ganz langsam erfolgte, wenn der Ernährung der Betroffenen Gemüse und Obst fehlte. Wissenschaftliche Untersuchungen stellten eindeutig fest, daß die Bildung von kollagenem Narbengewebe und damit die Dauer des Heilungsprozesses in engem Zusammenhang mit der Ernährung, insbesondere mit dem Vitamin-C-Angebot, standen. Bei einem Vitamin-C-Mangel heilen die Wunden nicht nur zögernd, sondern sie platzen aus nichtigem Anlaß leicht auf. Wurde den Betroffenen 4000 mg Vitamin C in Form von Ascorbinsäure verabreicht, setzte die Heilung erstaunlich zügig ein. Immer wieder wird in medizinisch-wissenschaftlichen Aufsätzen erwähnt, daß den Patienten vor Operationen Vitamin C verabreicht werden sollte. Dr. Walter H. Eddy/Columbia University gab schon vor Jahren eindringlich zu bedenken, daß eine Reihe von Symptomen, die oberflächlich betrachtet als typische Alterserscheinungen bezeichnet werden, im eigentlichen Sinne Zeichen eines nicht erkannten Skorbuts sind. Die Ausbildung von Runzeln und eine Minderung der Hautelastizität, die Lockerung der Zähne aus deren Halteapparaten und das Brüchigwerden der Knochensubstanz werden in diesem Zusammenhang erwähnt. Eine gute Möglichkeit, sich Elastizität und Funktionsfähigkeit des Kollagens zu erhalten, ist eine regelmäßige und täglich ausreichende Portion Vitamin C.

Die Gesundheit und das ästhetische Erscheinungsbild der Haut sind weitgehend vom Zustand des Kollagens abhängig. Trockenheit und Faltenbildung – die gefürchteten Zeichen des Älterwerdens – beruhen auf der Tatsache, daß die Haut im Laufe der Jahre dünner wird. Bestimmte Drüsen unterliegen Abbauprozessen, eingelagerte Fetttröpfchen verändern sich, und das tiefergelegene Bindegewebe reagiert mit der Zeit auf Fehl- und Mangelernährung mit schlechter Durchblutung und hortet Stoffwechselmüll. Kollagen, der Bindegewebsleim und gleichzeitig Hauptbestandteil des elastischen Bindegewebes, und das Elastin sind dafür verantwortlich zu machen, ob unsere Haut zart und glatt oder vorzeitig schlaff, faltig und runzlig erscheint. Das Bindegewebe beeinflußt nicht nur die Haut, sondern die gesamte Körperhaltung, die gebeugt oder aufrecht mit einer Fülle von Variationen Lebensfreude und Elastizität oder Trauer und Niedergeschlagenheit zum Ausdruck bringt. Ob wir mit klarem oder getrübtem Blick in unsere Umwelt schauen, wird ebenfalls von der Funktionsfähigkeit des Bindegewebes mitbestimmt. Jedes Neugeborene bringt empfindliches, gallertiges, nachgiebiges Bindegewebe mit auf diese Welt. Dieses besteht hauptsächlich aus sogenannter Grundsubstanz. In den ersten Lebensjahren verändert sich diese, sie wird nach und nach fester und widerstandsfähiger. Im Verlauf der weiteren Entwicklung, insbesondere des fortschreitenden Wachstums, verändert sich das zellreiche Bindegewebe, indem sich die Grundsubstanz durch Vernetzung in Kollagen verwandelt. Unter den einzelnen Kollagenmolekülen findet zusätzlich eine Art von Vernetzungsprozeß statt. Er bewirkt, daß sich die kollagenen Fasern untereinander verbinden und kräftigen. Dieser biologische Vorgang im menschlichen Bindegewebe läßt sich mit Abläufen vergleichen, die beim Gerben von Leder stattfinden.

● Die Natur sorgt in weiser Voraussicht dafür, daß der menschliche Organismus nicht ein Leben lang so zart und verletzbar wie der eines Babys bleibt.

Die Eiweißstoffe Kollagen und Elastin bleiben im allgemeinen weiterhin so erhalten, wie sie sich entwickelt haben. Sie unterliegen lediglich einem ganz normalen Auf- und Abbaustoffwechsel.

Die Kosmetikindustrie lebt weitgehend von Versprechungen und der Hoffnung der Verbraucher, Kollagen von außen der erschlaffenden, reiferen Haut zuzuführen, denn mit zunehmendem Alter verhärtet sich das Kollagen in der Unterhaut bzw. im Bindegewebe. Das Gewebe zeigt sich in zunehmendem Maße unelastisch. Durch diesen Umstand unterliegen die Hautzellen empfindlichen Störungen ihrer vitalen Lebensvorgänge. Die Kapillaren, jene feinen Haargefäße, können sich aufgrund der Einengung nicht mehr richtig ausdehnen und zusammenziehen. Die Zufuhr von lebenswichtigem Sauerstoff und Nährstoffen durch den Blutstrom und der Schlackenabtransport finden verlangsamt statt, ja es kommt sogar zu empfindlichen Unterbrechungen der Versorgung. Der Aufbau und die Gesunderhaltung des Kollagens geschieht weniger durch teure Kosmetika äußerer Anwendung, als durch eine vernünftige, angepaßte Ernährung, die genügend frisches Obst und Gemüse anbietet und/oder durch die zusätzliche Einnahme von Ascorbinsäure ergänzt wird. Anderenfalls schreitet der Vernetzungsprozeß des Bindegewebes der Haut und des ganzen Körpers vorzeitig voran. Es kommen sogenannte *cross links* oder Kreuzvernetzungen zustande, die auf parallel verlaufende Kollagenfasern einwirken und die Runzelbildung der Haut und eine vorzeitige Veränderung des Bindegewebes bewirken.

Die Bindegewebsfasern lassen sich nicht mehr normal dehnen oder sie gleiten nicht mehr elastisch aneinander vorbei. Auf diese Weise zeigt die Haut eine Minderung ihrer Beweglichkeit, sie wird lederähnlich und schwer verschiebbar. Ähnlich wie die verletzte Haut durch eine Vitamin-C-haltige Ernährung ihr Kollagen-Eiweiß-Gerüst zur Wundheilung erhält, können vorgezogene Alterungsprozesse über ein vernünftiges Vitamin-C-Angebot vermindert werden.

Im jugendlichen Alter bildet der Organismus bestimmte Enzyme (Steuerungsstoffe) aus, die einer allzu raschen Vernetzung der Kollagenfasern entgegenwirken oder diese in gleichem Maße wieder zu lösen vermögen, wie sie sich ausbildeten. Das Bindegewebe, das Kollagen und Elastin bleiben elastisch und gleichzeitig fest. Der fortschreitende Alterungsprozeß kann ein Ungleichgewicht herbeiführen, das sich zwischen Vernetzung und Enzymproduktion ausbildet. Zu den körpereigenen Stoffen, die der Organismus entwickelt, um dem Bindegewebe die notwendige Festigkeit zu erhalten, kommen im Laufe der Jahre bestimmte zellzerstörerische Substanzen hinzu. Sie sind entweder im Organismus bereits vorhanden oder sie entfalten – verstärkt aufgrund von Umwelteinflüssen – in Zellen und Geweben ihre negativen Auswirkungen. Diese zellzerstörerischen Substanzen tragen die Bezeichnung »freie Radikale«, und es wird im Verlaufe des Buches noch gesondert von ihnen die Rede sein. Es handelt sich dabei um solche, die uns ohne eigenes Steuerungsvermögen treffen und auch um jene, denen wir uns ganz bewußt aussetzen. Zu den letzteren gehören der Zigarettenrauch, aber auch weitere Umweltschadstoffe wie Kadmium, Blei, Stickoxid, Formaldehyd, Nitrat aus der Düngung, Nitrit, resultierend aus der Herstellung von Fleischwaren und allem Geräucherten, um Schadstoffe aus dem Trinkwasser und unserer unmittelbaren Umgebung. Im übrigen begünstigen Lebensmittel, die nicht mehr ganz frisch sind, Vernetzungsprozesse der Haut (und natürlich auch der anderen Körpergewebe). Sie bilden zellzerstörerische Stoffe und das Vitamin C wird nötig gebraucht um Giftsubstanzen aus dem Körper zu befördern.

Weiterhin können Stoffwechselrückstände nach überstandenen Krankheiten, besonderen Belastungszeiten insbesondere durch Negativ-Streß, falls sie nicht unverzüglich zur Ausscheidung gelangen, den Vernetzungsprozeß begünstigen.

Immer wieder wird betont, daß das Nikotin der Haut Schaden zufügt, sie vorzeitig altern, blaß und schlecht durchblutet erscheinen läßt. Mit Sicherheit ist auch eine Minderversorgung mit Vitamin C daran schuld, denn der Körper benötigt bis zu 60 % mehr Vitamin C, um die toxischen Rückstände des Nikotingenusses aus dem Körper zu entfernen. Da bleibt die notwendige Versorgung des Kollagens mit Vitamin C auf der Strecke, oder es ist einfach nicht genügend vorhanden, um die Alterungsprozesse der Haut zu stoppen.

● Wenn Sie vom Zigarettenrauchen nicht loskommen, schenken Sie zumindest Ihrer Vitamin-C-Versorgung Tag für Tag verstärkte Aufmerksamkeit.

An dieser Stelle kommen wir zu dem springenden Punkt, der in bezug auf die tägliche Menge des Vitamin-C-Angebotes die Gemüter erhitzt.

● Wir müssen davon ausgehen, daß der Körper eine bestimmte Menge an Vitamin C als Basis seiner Versorgung der verschiedenartigen Körperfunktionen benötigt, die den täglichen Bedarf gerade eben abdeckt. Kommen allerdings besondere Belastungen, wie z. B. der Nikotingenuß hinzu, sind die Auswirkungen überstandener Krankheiten zu bewältigen, ist Negativ-Streß abzubauen oder nehmen die Einflüsse aus der Umwelt überhand, benötigen wir mehr

Vitamin C, um eine gezielte Vorbeugung gegen Zivilisationskrankheiten zu betreiben und vorzeitige Alterungsprozesse aufzuhalten.

VI Vitamin C –
Eine Waffe gegen Erkältungskrankheiten, Asthma und Allergien?

Die offizielle deutsche Lesart bezüglich des Vitamin C und der Linderung von Erkältungskrankheiten läßt staunen: »Berichte über stimulierende oder infektionsverhütende Wirkungen hoher Vitamin-C-Gaben sind nicht hinreichend belegt.« (Deutsche Gesellschaft für Ernährung)

Der Streit um die Wirkweise des Vitamin C ist schon beträchtlich und alt, und wie ich meine, auch unnütz.

Schon im Jahre 1747 lieferte James Lind den Beweis dafür, daß der gefürchtete Skorbut mit Zitronensaft zu lindern und zu verhüten sei. Im Verlauf unseres Jahrhunderts wurde die Ascorbinsäure isoliert und ungezählte Menschen dieser Welt wissen längst, daß es durch die Einnahme von Vitamin C möglich ist, Erkältungskrankheiten zu verhüten, zumindest ihre Auswirkungen zu verkürzen. Die offizielle Schulmedizin hält trotzdem recht wenig vom Vitamin C. Immer wieder heißt es kopfschüttelnd aus dem Munde von Ärzten: Das hilft doch gar nichts... Dabei sollte endlich klar sein, daß eine bereits bestehende Erkältungs- oder Grippeerkrankung mit einigen Milligramm Vitamin C nicht sofort und nachhaltig zu heilen oder zu lindern ist. Durch ein geringes Vitamin-C-Angebot über einen längeren Zeitraum hinweg sind die Abwehrkräfte des Immunsystems zumeist weitgehend von ihrer Topform entfernt. Wird in dieser Situation endlich Vitamin C in höherer Dosierung verabreicht, müssen sich die Gewebe und Zellen erst einmal absättigen, und daraufhin erfolgt erst ein Neuaufbau der Abwehrkräfte. Dieser Prozeß benötigt Zeit, und »Spontanheilungen« können überhaupt nicht erwartet werden. Auf Grund dieser Beobachtungen und Erklärungen sollte das Vitamin C endlich aus der ihm entsprechenden Perspektive betrachtet werden. Da das Vitamin C im Körper nicht gespeichert wird, saugen sich bei ausreichendem Angebot die Gewebe und Zellen im wahrsten Sinne des Wortes an Vitamin C satt voll. Der

Sättigungsgrad ist allerdings individuell sehr unterschiedlich. Erst wenn dieser erreicht ist, wird überschüssiges Vitamin C mit dem Urin ausgeschieden. Ein unterversorgtes Gewebe des Menschen kann bis zu 4000 mg Vitamin C aufnehmen, ehe eine Ausscheidung erfolgt. Diese Menge entspricht etwa 30 Gläsern Saft aus frischgepreßten Zitrusfrüchten. Nach der zellulären Absättigung kann die Differenz zwischen aufgenommener und ausgeschiedener Vitamin-C-Menge darüber Aufschluß geben, wieviel die individuelle Vitamin-C-Dosis beträgt, die als Tagesbedarf anzusehen ist.

Auf Grund dieser Möglichkeit wurden Versuchspersonen auf ihren tatsächlichen Vitamin-C-Bedarf untersucht. Die Höhe der Vitamin-C-Ausscheidung schwankt allerdings beträchtlich. Das Vitamin C unterliegt der sogenannten Nierenschwelle, und eine Ausscheidung mit dem Urin findet immer erst dann statt, wenn die Blutplasmakonzentrationen 1,2 bis 1,8 Milligramm je 100 Milliliter erreicht haben.

Die Ausscheidung von Vitamin C ist vom allgemeinen Ernährungszustand, von der Einnahme bestimmter Medikamente und der individuellen Nierenfunktion der Versuchspersonen abhängig. Mit dem Stuhl scheidet der Mensch normalerweise – wenn die Magen-Darm-Funktionen keinen außergewöhnlichen Störungen unterliegen – lediglich 1–5 mg Vitamin C täglich aus. Findet keine körperliche Anstrengung oder sportliche Betätigung statt, ist die Ausscheidung mit dem Schweiß gering. Sie kann aber bei sportlicher und anderweitiger körperlicher Anforderung sehr stark ansteigen. Aus diesem Grunde erhalten Leistungssportler, z. B. die Fußballnationalmannschaft, in der Pause Mineralsalze und Vitamine, natürlich auch Vitamin C.

Eine Fülle von Untersuchungen bewies überzeugend, daß Menschen, die täglich Vitamin C einnehmen und mit der Dosis überhaupt nicht geizen, deutlich weniger an Erkältungskrankheiten leiden, und wenn sie sich eine Infektion einfangen, viel rascher mit den bekannten Belästigungen fertig werden.

International Research Communication berichtete im Mai 1973 von 37 Mannschaftsmitgliedern einer Polaris-Unterseeboot-

Besatzung, die z. B. täglich 2000 mg Vitamin C zu sich nahmen. Ihre Krankheitsanfälligkeit, insbesondere für Erkältungen, betrug deutliche 60 % weniger als bei denjenigen, die ein Placebo-Präparat (wirkungsloses Medikament) eingenommen hatten. Ein weiterer Versuch an der Universität Toronto/Canada zeigte folgendes auf:

407 Menschen nahmen täglich 1000 mg Vitamin C und außerdem während der ersten drei Tage ihrer Erkältungskrankheit jeweils 3000 mg Ascorbinsäure zu sich. Eine weitere Gruppe von 411 Personen erhielt ohne deren Wissen Placebos, also Scheinpräparate. Im Gegensatz zur letztgenannten Gruppe, blieben 30 % derjenigen, die Vitamin C einnahmen, weniger zu Hause wegen ihrer Erkältung, und sie verloren etwa 33 % weniger Arbeitstage (*Canadian Medical Association Journal*, 23. 9. 1972).

Während einer Untersuchung bei kanadischen Soldaten, die sich in der Ausbildung befanden, litten 68 % derjenigen, die täglich 1000 mg Vitamin C erhalten hatten, weniger an Erkältungen und grippalen Infekten als die Angehörigen der Kontrollgruppe mit normalem Kostangebot.

»Andere Studien haben nachgewiesen, daß Vitamin C Asthmaanfälle wirksam mindert. Eine der jüngsten Untersuchungen wurde von zwei Wissenschaftlern der Yale University durchgeführt. Sie bezog sich auf die Fähigkeit des Vitamin C, die durch körperliche Anstrengung ausgelöste, bronchiale Verkrampfung beim Asthmaanfall zu lindern. Alle Asthmatiker zeigen bis zu einem gewissen Ausmaß dieses Symptom, und bei einer Reihe von Asthmatikern ist dies das hervorstechendste Merkmal ihres Leidens«, sagt einer der damit befaßten Forscher, der Arzt Dr. Schachter.

»Im typischen Fall betreibt ein Asthmatiker Sport oder irgendeine Art von Körpertraining und fühlt sich dabei blendend. Aber drei bis fünf Minuten nach der Übung wird er eine Beengtheit in der Brust verspüren und anfangen zu keuchen. Der Anfall verschlimmert sich meistens während der nächsten 30 Minuten zunehmend. Die Patienten der Yale-Studie erhielten 500 mg Vitamin C vor der Körperübung verabreicht. Das

Vitamin C verringerte die Schwere des der Übung folgenden bronchialen Spasmus erheblich.« (*Chest,* September 1980).

Wer selber Erfahrungen mit der regelmäßigen Einnahme von Ascorbinsäure gemacht hat, weiß von der Steigerung des allgemeinen Wohlbefindens und der geringeren Zahl von Krankheitstagen zu berichten. Selbstverständlich ist es großartig, wenn das Vitamin-C-Angebot durch frisches Obst und Gemüse, durch Kartoffeln und eine allgemein abwechslungsreiche Kost erreicht wird. Ich weiß aber, daß dieser Wunschtraum häufig fernab der Realität ist und ersetze auf Reisen, bei außerordentlichen Anstrengungen und Streß, insbesondere vom Frühherbst bis in das späte Frühjahr, fehlendes Vitamin C mit der täglichen Einnahme von ascorbinsäurehaltigen Präparaten. Ich kann mich kaum mehr erinnern, wann ich den letzten Schnupfen oder Halsschmerzen verspürte. Mit Sicherheit liegt eine echte Erkältungskrankheit über fünf Jahre zurück. Im übrigen geht es meiner Familie ebenso, insbesondere Fehltage in der Schule wurden zur Rarität.

Während einer Studienreise vor einigen Monaten durch Korea und Nordindien nahm ich vorsorglich täglich 2000 mg Vitamin C. Trotz großer Hitze und Luftfeuchtigkeit und dem ständigen Wechselbad infolge von klimatisierten Hotelzimmern und Aufenthaltsräumen, blieb ich im Gegensatz zu den anderen Teilnehmern der Gruppe von Schnupfen, Husten, Heiserkeit, selbst von Magen-Darm-Verstimmungen verschont. Das anfängliche Lächeln der Mitreisenden über meine »Vitamingläubigkeit« wich sehr bald einem erstaunten Nachahmen.

Oft ist ein banaler Anschauungsunterricht weitaus wirksamer als wissenschaftliche Studien und Diskussionen: Wer heilt – oder in diesem Falle selber heil bleibt – hat im Endeffekt recht.

Das Vitamin C entwickelt offensichtlich seine Kräfte im Vorfeld einer Infektion und weiterhin dann noch zu einem Zeitpunkt, der als Anfangsstadium der Erkältung zu bezeichnen ist. In diesem Fall genügen geringe, aber regelmäßige Gaben von Vitamin-C-haltigen Säften oder Ascorbinsäure. Falls eine

Erkrankung bereits aufgetreten ist, sollte die Dosierung höher sein, um das Krankheitsgeschehen zu mildern und evtl. abzukürzen. Die amerikanische Ernährungswissenschaftlerin Adelle Davis beschreibt einen derartigen Fall sehr anschaulich: »Meine erste persönliche Erfahrung mit großen Mengen Vitamin C machte ich, als unser Sohn, damals fünf Jahre alt, Mumps (Ziegenpeter) bekam. Eines morgens beim Erwachen war der Anblick unmißverständlich. Ab 7.00 Uhr morgens gab ich ihm, solange er wach war, jede Stunde 1000 mg aufgelöstes Vitamin C. Im ganzen gab ich ihm an diesem Tag 10 000 mg aufgelöstes Viamin C. Abends waren alle Anschwellungen verschwunden, und man bemerkte nichts mehr von der Krankheit. Innerhalb der nächsten zwei Monate hatte jeder in unserer Familie diesen »Eintagsziegenpeter«. Die Kinder überstanden alle Kinderkrankheiten auf die gleiche, angenehme Weise. Sie waren weder schlechter Laune, noch fühlten sie sich unwohl oder mußten erbrechen. Sie ließen keine Mahlzeit aus und hatten kein Fieber mehr, nachdem ich ihnen Vitamin C gegeben hatte.«

Kommen wir nochmals zurück auf asthmatische Anfälle und Spasmen. Selbstverständlich kann Vitamin C nicht die alleinige und wirksamste Behandlung gegen das Asthma sein. Jedoch haben Medikamente zumeist Nebenwirkungen wie Nervosität, Magenverstimmungen und einiges mehr. Der bereits genannte Dr. Schachter sagt dazu, daß Vitamin C den Asthmatikern hilft, die unangenehmen Nebenwirkungen der notwendigen Medikamente zu reduzieren, da von ihnen deutlich weniger benötigt werden, und sich das Allgemeinbefinden des Asthmatikers spürbar bessert, wenn Vitamin C in höherer Dosierung zur Verfügung steht.

Selbst auf allergische Reaktionen und Erkrankungen übt das Vitamin C einen günstigen Einfluß aus. Die bekannten Mißempfindungen der sogenannten nasalen Allergie, die sich durch entzündete Schleimhäute, das Tränen der Augen, eine verstopfte oder triefende Nase sowie erhöhter Temperatur bemerkbar machen, sind mit zusätzlichen Vitamin-C-Gaben zu lindern.

Der Heuschnupfen oder das Heufieber plagt nach neuesten Schätzungen allein in unserem Land in den schönsten Monaten des Jahres über 1,5 Millionen Menschen. Lebensfreude und Wohlbefinden gehen bei dieser Belästigung in gleichem Maße verloren, wie Arbeits- und Schultage. Aus dem Blickwinkel der unbestechlichen Statistik betrachtet befinden sich die allergischen Erkrankungen in einem fortwährendem Anstieg.

Ganz bestimmte körpereigene Überreaktionen auf Substanzen wie Pollen bzw. Blütenstaub von Gräsern, Getreiden und Bäumen werden durch körpereigene Histamine hervorgerufen. Ein Forscherteam ließ gesunde Personen Histamin einatmen und prüfte daraufhin »das Ausmaß der Einengung der Atemwege«. Am Tag darauf wurde wieder Histamin gegeben, dazu aber pro Person 500 mg Vitamin C eingenommen. Die unangenehme Einengung der Atemwege war aufgrund der Vitamin-C-Gabe erheblich geringer (*Journal of Allergy and Clinical Immunolgy,* April 1973).

Weitere wissenschaftliche Untersuchungen bewiesen, daß neben Vitamin C das Vitamin A bzw. Beta-Karotine einen ausgesprochen günstigen Einfluß auf das Heuschnupfengeschehen entfalten. Reich an Provitamin A sind grüne Gemüse wie Spinat, Grünkohl, Broccoli, Endivien und Petersilie, die ebenfalls Vitamin C anbieten. Reines Vitamin A enthalten Leber von Schlachttieren, Butter und Eigelb. Geben Sie darum Ihrem Körper bereits Monate vor dem Pollenflug und der Ausbildung der unangenehmen Reaktionen die Chance, die Zelle mit Vitamin C abzusättigen und ein angepaßtes Angebot von Vitamin A in der Leber zu speichern. Sie bauen natürliche Widerstandskräfte auf, und die nasale Allergie trifft Sie weniger hart und langwierig.

VII Vitamin C bei Harnwegentzündungen

Entzündungen der Blase und der Harnwege gehören zu den unangenehmsten und schmerzhaftesten Erkrankungen, die uns quasi aus heiterem Himmel überfallen können. Millionen von Menschen, insbesondere Frauen, leiden Jahr für Jahr an einer Infektion, die sowohl die Blase als auch Teile der Harnwege und die Nieren einbezieht. Die schmerzhafte Erkrankung wird zumeist durch Bakterien hervorgerufen. Es handelt sich um die sogenannten E.Kolibakterien.

Wer neben einer vernünftigen Lebensführung z. B. die Vermeidung von Unterkühlung und die Beachtung von hygienischen Maßnahmen ernst nimmt und zudem die vorbeugenden Kräfte von Vitamin C nutzt, wird in den meisten Fällen aufatmen, denn die Bakterien sind durch Vitamin-C-Gaben weitgehend zu besiegen. Wie ist diese Tatsache zu erklären?

Vitamin C wird u.a. bekanntlich mit dem Urin ausgeschieden. Noch heute reden Ärzte von einer Verschwendung, wenn bei höheren Gaben von Vitamin C oder Ascorbinsäure diese Ausscheidung stattfindet. Sie vergessen dabei, daß es dem Vitamin C offenbar bei diesem Vorgang möglich ist, die Widerstandskräfte von Blase und Niere kräftig zu unterstützen.

Zu diesem Thema äußerte sich Dr. A. Gaby aus Kent/Washington: »Vitamin C kann sogar einige Bakterien töten, einschließlich E.Koli, dem verbreitetsten Verursacher von Entzündungen der Harnwege.«

Eine weitere Untersuchung kam zu dem Ergebnis: »Ascorbinsäure wirkt wie ein Detergens und Spülmittel . . . wenn man sagt, Extradosen seien eine Verschwendung, weil sie ausgeschieden werden, könnte man ebenso sagen, Wasser und Seife würden verschwendet, weil diese doch in den Ausguß hinuntergespült werden.«

Bei diesen Überlegungen über die Wirkung des »sinnlos verschwendeten« Vitamin C, sollte eine Tatsache nicht unbeachtet bleiben. Bei einem hohen Angebot von Ascorbinsäure geht es schließlich nicht allein darum, Zellen und Gewebe ausreichend zu versorgen und abzusättigen, es findet gleichzeitig auch ein Vorgang des Durchspülens statt. Eine Vielfalt von Giften und Stoffwechstel-Endprodukten verlassen auf diese Weise rascher den Ort des Geschehens, und sie werden über die Blutbahn zu den ausleitenden Organen befördert. Vergessen Sie aus diesem Grunde neben der täglichen Vitamin-C-Versorgung die Flüssigkeitszufuhr von 2–3 Litern täglich nicht!

● Vitamin C und ausreichende Flüssigkeitsversorgung unterstützen gemeinsam die Neutralisierung und Ausscheidung von Giften und Stoffwechselrückständen aus Zellen und Geweben und stärken gleichzeitig die Widerstandskräfte der ausleitenden Organe.

Die Einnahme von höheren Ascorbinsäure-Dosen erhöht im übrigen die Flüssigkeitsausscheidung, so daß sich der tägliche Bedarf ganz automatisch steigert.

Gelangen z.B. außer den bereits genannten E.Kolibakterien weitere infektiöse Erreger in die ableitenden Organe und in die Blase, werden hohe Anforderungen an die körpereigene Abwehrtätigkeit gestellt. Es ist darum außerordentlich wünschenswert, daß Ascorbinsäure im Urin vorhanden ist, um dort an Ort und Stelle infektionshemmend und abwehrstärkend einzugreifen.

Manche Ärzte verschreiben bei Harnwegentzündungen Vitamin C und raten eine höhere Dosierung zur Vorbeugung dieser Belästigung an. Es wird häufig davon ausgegangen, daß das Vitamin C den Säuregrad des Urins erhöht und darum die vorhandenen Bakterien konsequent vernichtet. Diese Überlegung erweist sich jedoch als Trugschluß. Der Säuregrad des Harns wird durch Extradosen von Vitamin C nur unwesentlich angehoben. Offensichtlich besitzt die Ascorbinsäure einen bakterienhemmenden Effekt, den wir zur Behandlung und zur Vorbeugung von Harnwegerkrankungen nutzen sollten.

Ein weiterer gewichtiger Denkansatz spielt in diesem Zusammenhang eine Rolle. Einige Formen des Blasenkrebses werden vermutlich durch krebsauslösende und -begünstigende Substanzen wie N-Nitrosoverbindungen oder Cinnabarinsäure hervorgerufen, die bestimmte chemische Reaktionen des Urins bewirken. Mit Hilfe einer hohen Anreicherung von Ascorbinsäure in der Harnflüssigkeit können diese Reaktionen weitgehend verhindert werden.

VIII Was bewirkt Vitamin C
bei Herz-Kreislauf-Erkrankungen?

Innerhalb der großen Industrienationen dieser Welt zählen die Herz-Kreislauf-Erkrankungen eindeutig zur Todesursache Nr. 1. Jedes Jahr wird allein in der Bundesrepublik eine Stadt entvölkert, die vergleichsweise größer als die Bundeshauptstadt Bonn ist.

● 360 000 Menschen sterben pro Jahr an einem Herz-Kreislauf-Leiden.

Zu den hauptsächlichen Risikofaktoren, einen Schlaganfall, einen Herzinfarkt oder den Zusammenbruch des Gefäßsystems zu erleiden, zählen eine fettreiche Luxuskost und daraus resultierend überhöhte Blutfett- und Cholesterinwerte. Im Rahmen eines indischen Forschungsvorhabens stellte sich heraus, daß Herzkranke, die täglich Vitamin C einnehmen, mit erstaunlichen Veränderungen ihrer Blutbestandteile reagierten. Nicht nur ihr allgemein körperlicher Zustand veränderte sich in positiver Richtung, sondern der Cholesteringehalt des Blutplasmas ging durchschnittlich um 12 % zurück.

Mit Sicherheit muß die Ausbildung einer Herz-Kreislauf-Erkrankung als multifakturelles Geschehen betrachtet werden, d. h. nicht eine, sondern mehrere Verursacher zeigen ihre Wirkung, und andererseits kann allein durch eine Gegenmaßnahme – wie die Einnahme von Vitamin C in höherer Dosierung – das körperliche Geschehen nicht von einem auf den anderen Tag in eine positive und gesundheitserhaltende Richtung gelenkt werden. Trotz dieser grundsätzlichen Überlegungen spielt die Ascorbinsäure eine nicht unerhebliche Rolle, und es lohnt sich, die Wirkungsmechanismen nach dem neuesten Stand der Erkenntnis aufzuspüren und zu verstehen.

Eine Hypercholesterinämie – wie die Mediziner sagen – ist natürlich mit cholesterinsenkenden Mitteln zu beeinflussen. Nach Berichten die im *Journal of the American Association* veröffentlicht wurden, erzeugen diese Mittel auf die Dauer deutliche physiologische Fehlleistungen oder körperlich spürbare Störprozesse. Die Argumentation von Dr. Robert Levy, Direktor des National Heart Lung and Blood Institute/USA besagt, daß die Diät der Eckpfeiler der Therapie sein sollte. In die tägliche und für jeden durchführbare Praxis umgesetzt heißt das, nach Möglichkeit den Fettverzehr von derzeit 140–150 Gramm täglich rigoros auf 80–90 Gramm täglich zu senken. Es bedeutet fernerhin, Fette wie Schmalz, Rindertalg, Speck und Plattenfette zu meiden und versteckten Fetten tierischen Ursprungs z.B. in Schweine-, Rinder- und Hammelfleisch, insbesondere in Wurst und Aufschnitt, fettreichem Käse und Vollmilchprodukten gezielt den Kampf anzusagen.

● Butter oder Margarine, die wir sehen und auf unsere Frühstücksbrötchen oder unser Brot streichen, machen im allgemeinen nicht den Hauptbestandteil erhöhter und gefährlicher Blutfettwerte bzw. Cholesterinspiegel aus, sondern die vielfach in den Nahrungsmitteln versteckten, unsichtbaren Fette.

Wenn wir z. B. mit Butter oder Margarine geizen, aber auf das hauchdünn gestrichene Fett reichlich Mett- oder Leberwurst legen, so leisten wir uns eine Energiebombe. In keinem Lebensmittel läßt sich Fett dermaßen leicht verstecken, wie in Wurst und Aufschnitt. Streichmettwurst oder Leberwurst liefern bis zu 60 % Fettanteile und zwar als gesättigte Fettsäuren tierischen Ursprungs.

Neben Fetten aus den Nahrungsmitteln liefert uns das Überangebot an Zucker und Zuckerwaren reichlich leere Kalorien, die der Körper in Fett umwandelt und in Form der bekannten Polster an Bauch, Hüften und Oberschenkeln anlegt. Aus Zucker in der täglichen Nahrung entstehen aber außerdem freie Fettsäuren, die die Low-density-Lipoproteine im Blutplasma anheben und auf einen gefährlichen Pegel bringen. Diese sind für die Entwicklung einer Hypercholesterinämie weitgehend verantwortlich zu machen.

● Eine fett- und zuckerreiche Nahrung steht in engem Zusammenhang mit hohen Plasmacholesterinspiegeln. Sie steigern das Risiko, ein Herz-Kreislaufleiden auszubilden, beträchtlich.

Während der Begriff Cholesterinspiegel längst verständliches Allgemeingut innerhalb der Bevölkerung geworden ist, können Sie, liebe Leser mit der Bezeichnung Low-density-Lipoprotein wahrscheinlich wenig anfangen. Eine Erklärung liefert uns das physiologische Stoffwechselgeschehen unseres Körpers. Lassen Sie uns dieses sachlich aufblättern. Das Nahrungsfett und der Fettbegleitstoff Cholesterin sind im Blut oder anderer wässriger Umgebung nicht lösbar. Um in die Billionen Zellen unseres Körpers befördert zu werden, hängen sich Fette und Cholesterin an sogenannte Trägerproteine (Eiweißträgersubstanzen) an, bilden auf diese Weise Lipoproteine und pulsieren daraufhin mit dem Blutstrom. Zwei Haupttypen dieser Trägerproteine sind eines von hoher Dichte (*high-density*) und ein weiteres von geringer Dichte (*low-density*). Die letztgenannten Low-density-Lipoproteine (LDL) tragen zwischen 60–75 % des menschlichen Blutcholesterins. Diese Konzentrationen sind für die Höhe des Blutplasmacholesterinspiegels in erster Linie verantwortlich zu machen. Sie bestimmen weitgehend, ob eine Herz-Kreislauf-Erkrankung ausgebildet wird, ob eine sogenannte Hyperlipoproteinämie entsteht.

Das Blut des Menschen kann nur eine bestimmte Menge an Cholesterin aufnehmen und mitführen. Ist das Angebot an Nahrungscholesterin zu groß, bleibt es einfach liegen. Es lagert sich daraufhin an und in den Gefäßwänden ein, verbindet sich dort mit Kalkrückständen, und der Anfang einer Arteriosklerose ist mit diesem Vorgang gemacht. Die Blutgefäße werden mit der Zeit enger, brüchiger und unelastisch. Sie können sich nicht mehr – je nach Blutandrang – dehnen oder zusammenziehen. Gefäßverengungen können zu gefährlichen Gefäßveränderungen führen und unterversorgte bzw. mangelernährte Zellen und Gewebe sterben ab. Geschieht dieser

Prozeß an den Herzkranzgefäßen, kann ein Herzinfarkt die Folge sein. Im Bereich des Gehirns führen Gefäßverengungen oder -verschlüsse zum Gehirnschlag.

Die High-density-Lipoproteine (HDL) transportieren im Normalfall etwa 25 % des Plasmacholesterins. Die HDL verringern sich, wenn der Cholesterinspiegel im allgemeinen zu hoch ist. Bei hohen Cholesterinwerten sind die High-density-Lipoproteine sehr niedrig und die Low-density-Lipoproteine steigen an.

Die weltweit berühmte und diskutierte sogenannte Framingham-Studie, die über einen Zeitraum von mehreren Jahren lief und die gesamte Bevölkerung von Framingham im Staate Massachusetts untersuchte, stellte eindeutig fest, daß eine Erhöhung der HDL, der High-density-Lipoproteine, das Risiko, eine Herz-Kreislauf-Krankheit auszubilden, mit absoluter Sicherheit senkt. Die High-density-Lipoproteine scheinen als Gefäß-Saubermänner den gefährlichen Ablagerungen in und an den Arterienwänden entgegenzuwirken, diese sogar, falls sie bereits vorhanden sind, nach und nach zu entfernen und weiterhin zur Rückkehr in Richtung Leber anzuregen. Von dort aus wird überschüssiges Lagercholesterin in Form von Galle ausgeschieden.

● Neue medizinische Forschungsergebnisse beweisen, daß mit einer höheren Gabe von Ascorbinsäure die High-density-Lipoproteine zu stützen und auch zu schützen sind. D. h., je höher die Vitamin-C-Blutplasmakonzentrationen sind, um so höher sind gleichzeitig die Lipoproteine hoher Dichte.

● Das Vitamin C steht offenbar in einem engen Zusammenhang mit den »guten«, den High-density-Lipoproteinen, die als Säuberer der Gefäßwände eine positive Wirkung gegen die Ausbildung einer Arteriosklerose entwickeln.

Der Bedarf an Vitamin C ist individuell unterschiedlich. Er richtet sich immer danach, wie Ihre tägliche Ernährung aussieht, wie Ihr Körper das Angebot aufnimmt und verarbeitet, unter welchen körperlichen Belastungen Sie gerade stehen, und in welcher Lebensphase Sie sich befinden.

Es lohnt sich mit Sicherheit, im Hinblick auf eine vernünftige Vorsorge in bezug auf die Herz-Kreislauf-Erkrankungen, nicht hin und wieder, wenn Sie gerade daran denken, Vitamin C einzunehmen, sondern Tag für Tag so viel Vitamin C über das Nahrungsangebot oder auch als Nahrungsergänzung in Form von Ascorbinsäure zu sich zu nehmen, damit die Zellen und Gewebe des Körpers über genügende Mengen des Vitalstoffs verfügen. Experten raten zu 2 Gramm Vitamin C pro Tag, um den Cholesteringehalt des Blutes bzw. die HDL positiv zu beeinflussen.

Weiterhin ist es dem Vitamin C möglich, die Bildung von Blutgerinnseln (Thromben) zu verhindern. Gefährliche Thromben entstehen, wenn sich die Blutplättchen zusammenballen wie 10-Pfennig-Stücke in den bekannten, banküblichen Rollen. Die Neigung der Blutplättchen, miteinander zu verkleben, verstärkt die Gefahr von Blutgerinnseln, die den Transport von Sauerstoff und Nährstoffen in den Gefäßen versperren. Wenn die Sperre in einem Herzkranzgefäß geschieht, bleibt das Gewebe unversorgt und stirbt ab, ein Infarkt droht!

Einige Studien beweisen, daß die Ausbildung von Blutgerinnseln (Thromben) eindrucksvoll zu mindern ist, wenn täglich 2 Gramm Ascorbinsäure eingenommen werden. Die betreffenden Versuchspersonen wiesen eine deutlich geringere Adhäsionskraft (Zusammenballung) ihrer Blutplättchen auf. Für die biologische Blutgerinnung ist eine bestimmte Eiweißsubstanz notwendig. Es handelt sich dabei um das sogenannte Fibrin. Bei herzkranken Patienten wurde mit der Gabe von Ascorbinsäure die Zerstörung von überschüssigem Fibrin um bis zu 45 % bewirkt. Bei Patienten in akuten Stadien einer Herzerkrankung war die Beeinflussung durch das Vitamin C sogar noch aufsehenerregender. Ihre Gerinnungssubstanz Fibrin wurde bis zu 65,5 % zerstört.

● Der deutliche Anti-Gerinnungsefekt von hohen Vitamin-C-Blutplasmawerten erweist sich als Schutz gegen Herz-Kreislauf-Erkrankungen, indem die Neigung zur Zusammenballung von Blutplättchen (Thromben) weitgehend verhindert wird.

Die gute Möglichkeit, mit Hilfe von Vitamin C der Entwicklung gefährlicher Gefäßverengungen wirksam zu begegnen, ist deshalb so beeindruckend, weil während der eingangs erwähnten indischen Studie bei keiner der Versuchspersonen ein klinisch feststellbarer Vitamin-C-Mangel nachzuweisen war. Somit können wir das Vitamin C sowohl als Lebens- als auch in hoher Dosierung als Heilmittel betrachten, das ohne erkennbare Nebenwirkungen vorbeugend und heilend in physiologische Abläufe des menschlichen Organismus positiv eingreift. (Artherioschlerosis, Band 35, Nr.2/1980).

Eine weitere englische Untersuchung dokumentierte bei elf Krankenhauspatienten mit Herzleiden (Verengung der Herzkranzgefäße), daß sich bereits nach sechswöchiger Einnahme von 1000 Milligramm Vitamin C täglich »der Cholesteringhalt des Blutes deutlich verringerte«. Darüber hinaus war dieser Vorteil nicht nur auf die herzkranken Patienten beschränkt. Sieben gesunde Menschen hatten ebenfalls weniger Cholesterin im Blutplasma, nachdem sie Vitamin C eingenommen hatten.

Das englische Forscherteam faßte das Ergebnis seiner Untersuchungen in dem Appell zusammen, die Höhe der von den nationalen Gesundheitsbehörden empfohlenen Vitamin-C-Tagesmenge hinaufzusetzen, da ein latenter Mangel von Ascorbinsäure einer von mehreren vermeidbaren Risikofaktoren sei, der zu der heutigen Epidemie der Herzerkrankungen in der westlichen Welt beitrage. (*Journal of Human Nutrition*, Band 35, Nr.1/1981).

Es ist immer wieder ein Rätsel, weshalb diese Erkenntnisse bezüglich des Vitamin C nicht längst ärztliches Allgemeinwissen wurden, um dieses in die Herz-Kreislauf-Prophylaxe und zur Linderung und für die Vorbeugung der gefährlichen Arteriosklerose zu übernehmen. Statt dessen werden in der Praxis aus Unkenntnis und vielleicht auch Ignoranz viel zu viel – und auch unüberlegt – Medikamente gegeben, die immer Nebenwirkungen im Gefolge haben. Warum, so frage ich mich, untersuchen die Ärzte nicht, ob im Blut der gefährdeten Patienten genügend Vitamin C vorhanden ist, ehe sie mit scharfen Geschützen der Chemie schießen?

Der sogenannte »Ascorbinsäure-Gesamtkörperpool« ist bei befriedigendem Angebot von Vitamin C bei 1,5 Gramm anzusetzen. Im menschlichen Körper sind die Vitamin-C-Konzentrationen besonders reichlich im Gehirn, in den Nieren, in der Leber und Milz, in der Augenlinse, im Hypophysenvorderlappen, d. h. in der Hirnanhangdrüse, anzutreffen. Von einer guten Absättigung des Gewebes ist bei Blutserumkonzentrationen von 1,2–1,8 Milligramm pro Milliliter Blut Vitamin C auszugehen. Ab dieser Menge wird erfahrungsgemäß Vitamin C mit dem Urin ausgeschieden. Die jeweilige Ausscheidung ist immer von der Sättigung des Gewebes abhängig und kann darum variieren. Die Ausscheidung wird von der individuellen Nierenfunktion, der allgemeinen Ernährungssituation und weitgehend von dem Verbrauch von Medikamenten bestimmt.

Wäre es möglich, diese Erkenntnisse in die Praxis umzusetzen und in das alltägliche Leben einzubauen, sowie neben einer Nahrungsumstellung, die die Fettzufuhr strikt drosselt und den tierischen Fetten zu Gunsten der pflanzlichen Fette ein Hauptgewicht einräumt, könnte eine echte Herz-Kreislauf-Vorsorge entstehen. Die große Anzahl der Herz-Kreislauf-Erkrankungen, verursacht durch den Hauptrisikofaktor Hypercholesterinämie, wäre damit zumindest zu reduzieren. Ein erhöhtes Angebot von Vitamin C gäbe den Low-density-Lipoproteinen (LDL) weitaus geringere Chancen. Wie lange, so frage ich mich, müssen wir noch warten, bis von offizieller Seite des Medizinbetriebes der angepaßten Ernährung unter Zusatz von Vitamin C in der Vorbeugung und Linderung von Herzkrankheiten der Platz eingeräumt wird, der diesen Maßnahmen auf Grund von umfangreichen Studien und Erfahrungsberichten gebührt? Liegt die Ablehnung vielleicht nur daran, daß der Mehrzahl unserer Ärzte die vorsorgende Wirkung einer Ernährungsumstellung noch nicht geläufig ist, und daß sie von den verstärkenden Möglichkeiten einer Nahrungsaufbesserung mit Vitamin C nicht genügend wissen? Zur Ausbildung für den Medizinberuf gehören diese Fragen im allgemeinen leider nicht – oder noch nicht. Setzen sich unsere Ärzte noch immer nicht mit einer für den Patienten und seine Gesundheitsbildung wichtigen Sachlage auseinander, die in folgenden Sätzen zusammengefaßt wurden und in ihrer Deutlichkeit nichts zu wünschen übrig läßt?

»Ist Vitamin C ein Universalheilmittel, letztlich eine Wunderdroge? Dem scheint fast so, aber nur deshalb, weil wir in dieser Hinsicht bislang falsch belehrt worden sind. Unsere Vorstellung von einer guten Gesundheit ist lange Zeit falsch gewesen, und wir haben gewisse Zustände in unserem Leben einfach als Schicksal hingenommen. Man erkennt allmählich, daß Ascorbinsäure ein Vitamin ist, das nicht nur in Spuren benötigt wird, sondern eine wichtige Substanz darstellt, die in großen Mengen eingenommen werden muß, damit wir unser Leben und eine optimale Gesundheit erhalten können. Die Funktionen von Ascorbinsäure sind so vielfältig, daß ein Mangel jedes Organ und Gewebe des Organismus in Mitleidenschaft zieht und eine Unzahl von Beschwerden mit sich bringt. Wenn die Versorgung mit Vitamin C in genügend großen Mengen erfolgt, verschwinden all diese Beschwerden; deshalb scheint es ein Universalheilmittel zu sein.«

Ständig kommen hierzulande Zweifel auf, zumal die Wirkung von Vitamin C äußerst mißverständlich sein kann. Ich meine, wir müssen endlich damit aufhören, die Entwicklung von Krankheiten im allgemeinen und solche, die unser Herz-Kreislaufsystem betreffen, als gottgewolltes Schicksal hinzunehmen, gegen das wir allein nichts und die Ärzte nur wenig tun können. Das Vitamin C greift in eine derartig große Fülle von Körperfunktionen ein, daß die Gabe von einigen Milligramm pro Tag, die von den nationalen Gesundheitsbehörden als unbedingt erforderlich vorgeschrieben werden, keineswegs ausreicht, um unsere Gesundheit auf lange Sicht zu erhalten. Geringfügige Vitamin-C-Gaben zu empfehlen, die gerade eben Mangelerscheinungen unterdrücken und skorbutische Erscheinungen eliminieren, werfen absolut kein gutes Licht auf Experten, die für die Gesundheit ihres Volkes Verantwortung tragen, von Vorbeugung als dringender Notwendigkeit sprechen und für Früherkennungsmaßnahmen die Werbetrommeln rühren.

Wenn es stimmt, was moderne Ernährungswissenschaftler glauben, so verlor der Mensch zur Biosynthese seiner eigenen Ascorbinsäure vor vielen Jahrmillionen ein Enzym (Steuerungssubstanz), das eindeutig für den Aufbau von körpereigenem Vitamin C aus Glukose notwendig ist. Seit der Mensch aus Regionen auswanderte, wo stets ascorbinsäurehaltige Nahrungsmittel zur Verfügung stehen und immer mehr unsere heutigen Eßgewohnheiten annahm, verschwand das Vitamin C zunehmend aus der täglichen Kost. Erst seit der Mitte des 20. Jahrhunderts gelang es, die Ascorbinsäure synthetisch herzustellen und auch gleichzeitig ihre große Bedeutung zu erkennen. Es steht uns so viel Ascorbinsäure zur Verfügung, wie wir tatsächlich bitter nötig haben, nur – und das ist die traurige Kehrseite der Medaille – wir nutzen die großartige Chance noch viel zu wenig.

Im Hinblick auf erhöhte Blutfett- und Cholesterinwerte und das Vitamin C möchte ich Ihnen noch einige Sätze mitgeben, die ich in der amerikanischen Literatur gefunden habe und für äußerst wichtig halte.

»Bei Menschen, die hohe Vitamin-C-Dosen einnehmen, muß der Serumcholesterinspiegel nicht unbedingt absinken – in der Tat kann sogar das Gegenteil eintreten, weil das arterielle Cholesterin mobilisiert wird. Der tatsächliche Serumspiegel ist nicht relevant, solange das Vitamin eingenommen wird, da das Cholesterin in die richtigen Bahnen gelenkt wird – weg von den Arterien.« (Prof. Constanze R. Spittle, englische Pathologin; Brief an den Herausgeber der *Hospital Tribune*, 1971).

Im übrigen besitzt das Vitamin C bei Herz-Kreislaufleiden einen weiteren Pluspunkt. Es regt die Entwässerung des Körpers auf physiologisch sanfte Weise an. Tägliche Gaben von etwa 300–700 Milligramm halten die Harnausscheidung des Patienten im wahrsten Sinne des Wortes »auf dem laufenden«.

IX Vitamin C bei Hitzepocken

Wenn die Schweißdrüsen des Körpers nicht ordnungsgemäß arbeiten oder teilweise sogar blockiert sind, kommt es zur Ausbildung von Hitzepocken, unangenehmem Juckreiz und einem Brennen der Haut. Unzählige Drüsenzellen, in diesem Fall der Schweißdrüsenknäuel, erzeugen wäßrige Absonderungen aus der Blutflüssigkeit der diese Knäuel umgebenden Blutgefäße. Selbst in vollkommener Ruhelage unterliegt der Körper einer Abdunstung, an der die Schweißdrüsen und im geringen Maße die Oberhautzellen beteiligt sind. Während eines Zeitraums von 24 Stunden verliert der Körper unbemerkt etwa einen halben Liter Flüssigkeit. Bei körperlicher Betätigung, Fieber, insbesondere erhöhter Außentemperatur (über 28 Grad), steigt die Schweißabsonderung erheblich an. Ebenfalls können nervöse Übererregbarkeit oder bestimmte seelische Einflüsse die Schweißabsonderung vorübergehend anheben. Bis zu zwei Liter Schweiß können pro Stunde ausgeschwitzt werden (körperliche Arbeit bei Hitze, sportliche Tätigkeit).

Blockieren die Schweißdrüsen, wird das körpereigene Kühlsystem außer Kraft gesetzt, da trotz starker Erhitzung und hohem Feuchtigkeitsgehalt die Abdunstung unterbrochen wird. Der Schweiß bleibt unter der Hautoberfläche, anstatt normal auszutreten. Die unangenehme Folge ist sehr häufig ein juckender Ausschlag. Nach Untersuchungen des Hautarztes Dr. T. C. Hindson/Singapur kann das Vitamin C eine gute Waffe gegen lästige Hitzepocken sein. 30 Kinder, die während des Verlaufs von acht Wochen an Hitzepocken litten, beobachtete Dr. Hindson und gab 15 von ihnen Ascorbinsäure. Den anderen kleinen Patienten verabreichte er ohne deren Wissen ein Scheinpräparat. Nach zwei Wochen war bei 10 der 15 Kinder der Ausschlag vollkommen verschwunden, vier weitere Kinder zeigten eine erkennbare Besserung, lediglich ein kleiner Patient wies keine Veränderungen auf. Aus der Placebo-Gruppe war bei neun Kindern keine Änderung ihres Ausschlages eingetreten, zwei von ihnen zeigten eine deutliche Verschlechterung. Bei den restlichen vier Kindern war »der Ausschlag entweder verschwunden oder wesentlich besser geworden«. Dr. Hindson gab daraufhin 11 Kindern der Placebo-Gruppe, deren Hitzepocken entweder keine Besserung erfahren hatten oder sich sogar im verschlimmerten Zustand zeigten, Ascorbinsäure und unternahm nach weiteren vierzehn Tagen eine erneute gründliche Untersuchung. Sechs der kleinen Patienten zeigten eine absolute Heilung und fünf von ihnen eine deutliche Besserung.

Dr. Hindson räumte nach seiner Studie ein, daß ihm die genaue Wirkweise noch nicht ganz klar sei, fügte aber hinzu, daß eine Gabe von Vitamin C in hohen Dosen »die Behandlung und Vorbeugung der Hitzepocken günstig beeinflußt«. Der Hautarzt wies insbesondere auf eine der positivsten Eigenschaften des Vitamin C hin, daß bisher keinerlei unerwünschte Nebenwirkungen derartiger Dosierungen bekanntgeworden sind (*Lancet,* 22. 6. 1968).

Ein kleiner, aber doch sehr praxisnaher Tip zum Schluß: Es handelt sich um ein zumeist diskret verschwiegenes Thema. Leiden Sie unter starkem Fußschweiß? Wenn dem so ist und Sie bislang bei der Beseitigung oder Besserung der Belästigung erfolglos waren, probieren Sie Ascorbinsäure aus. Nehmen Sie ca. 4–8 Gramm auf den Tag verteilt in Verbindung mit Vitamin B_5 oder einem Präparat, das den gesamten Komplex der B-Vitamine anbietet.

X Das schwerwiegende Alkoholproblem...
auch ein Vitamin-Problem?

Nach neuesten Ergebnissen der Medizin und Ernährungswissenschaft entwickelt sich beim Menschen mit dem weitverbreiteten Alkoholproblem im gleichen Zuge auch ein Vitaminmangel-Problem. Es handelt sich dabei um eine Unterversorgung mit allen Vitaminen, fast allen Mineralstoffen und Spurenelementen.

● Der Gehalt von Vitamin C im Blutserum, im Gewebe und in den Organen ist beim Trinker im Vergleich zur nichttrinkenden Bevölkerung immer geringer.

Diese Erkenntnis ist mit den veränderten Ernährungsgewohnheiten, z. B. mit Appetitlosigkeit, Fehlernährung oder einseitiger Kost, einem Ungleichgewicht der Nahrungsausnutzung, insbesondere der Vitaminauswertung, erklärbar. Ein weiterer Grund ist, daß der Alkoholkranke durch die starke Ausschwemmung immer einen höheren Vitalstoffbedarf aufweist. Von diesen negativen Voraussetzungen sind selbstverständlich die wasserlöslichen Vitamine vorrangig betroffen. Es handelt sich neben Vitamin C auch um die Substanzen des B-Komplexes, die bekanntlich ebenfalls wasserlöslich sind.

Der Alkoholmißbrauch ist ein zunehmendes und weitverbreitetes Problem in unserer Wohlstandsgesellschaft. Der Alkohol wurde zu einer leicht zugänglichen Volksdroge! Viele von uns bedienen sich gedankenlos und vor allem täglich und in großen Mengen des Genußmittels. Der Alkohol gilt seit Menschengedenken und in Maßen angewandt und genossen als ein echtes Heilmittel. Das Wort Alkohol bedeutet auf arabisch sinngemäß das Gute, das Wesen einer Sache und stammt aus der Bezeichnung al-Kuhl.

In unserem Lande gibt es inzwischen 2–2,5 Millionen Menschen, die nach Angaben der Suchtzentrale Hamm als „chronische Alkoholiker" gelten. Die Zahl der extrem gefährdeten

Mitbürger in der Bundesrepublik liegt nach Schätzungen aus dem gleichen Hause etwa doppelt so hoch. Weiterhin wird die Dunkelziffer der Alkoholkranken und Gefährdeten zwischen 100–200 % angenommen. Hochrechnungen von Experten ergaben, daß in der Bundesrepublik jährlich mit etwa 100 000 neuen Alkoholikern zu rechnen ist, wobei die Zahl der alkoholtrinkenden Frauen und Jugendlichen stark zunimmt.

● 100 000 neue Alkoholiker pro Jahr, das bedeutet die Einwohnerzahl einer mittleren Großstadt.

Der Alkoholmißbrauch zieht sich durch alle Altersgruppierungen und Bevölkerungsschichten und seine Auswirkungen sind durchaus breitgefächert. So sind z. B. in Bayern weit mehr als 50 % aller staatsanwaltschaftlich zu verfolgenden Delikte auf den übermäßigen Genuß von Alkohol zurückzuführen. Der Alkohol liefert Kalorien, genauer gesagt leere Kalorien, jedoch ist er eine nicht zu unterschätzende Energiequelle. Weiterhin ist Alkohol ein Betäubungsmittel und – je nach genossener Menge und Dauer des Mißbrauchs – ein Körpergift für Zellen, Gewebe und Organe, insbesondere für das Gehirn des Betroffenen (was zumeist in den verheerenden Auswirkungen unterschätzt wird). Zu den bekanntesten körperlichen Schädigungen infolge eines langandauernden Alkoholabusus zählt die Leberzirrhose, »die grob gesagt mit dem 'Einmachen des Organs in Essig' vergleichbar ist.«.

Das größte Chemiewerk des menschlichen Körpers ist auf Grund der Alkoholüberflutung nicht mehr in der Lage, seine wichtige Entgiftungsarbeit ordnungsgemäß zu vollziehen. Im allgemeinen sind Frauen und Jugendliche weitaus mehr gefährdet als Männer, und die toxischen Auswirkungen des Alkoholmißbrauchs auf das Herz, das Blut, die Bauchspeicheldrüse und das Nervensystem finden noch immer eine viel zu geringe Beachtung. Chronische Erkrankungen, Invalidität, selbst ein früher Tod werden zu den Auswirkungen des Selbstvergiftungsprozesses gezählt, von menschlichem Leidensdruck und sozialem Abstieg im unmittelbaren Umfeld des Alkoholkranken ganz zu schweigen.

Hoher Alkoholgenuß stellt ganz spezielle Anforderungen bezüglich der Ernährung an den Organismus. Ein alkoholkranker Mensch deckt bis zu 25 % (oftmals auch mehr) seines Kalorienbedarfs mit seinem Genußgift aus der Flasche. Selbst wenn er scheinbar wohlgenährt wirkt, sein Körper ist zwangsläufig unterernährt. Es mangelt an lebenswichtigen Vitaminen, Mineralstoffen und Spurenelementen. Zu diesen zählen vorrangig Vitamin C, die Vitamine des B-Komplexes, häufig Vitamin A, Magnesium sowie Zink. Alkohol liefert Kalorien wie jedes andere Nahrungsmittel, aber diese stammen aus Zucker, einem hochkarätigen Energieträger, der weder lebenswichtige Vitamine noch Mineralien anbietet. Wenn bei unserer durchschnittlichen industriegefertigten Zivilisationskost zu Recht von einer Unterversorgung mit Vitalstoffen gesprochen wird, so kann ein Alkoholabusus die Situation nur noch verschärfen. Das heißt im Klartext:

● Wird Alkohol als Kalorien- oder Energieträger genutzt, gerät der Körper nach und nach in ein bedenkliches Vitamindefizit.

Schon ein täglicher Alkoholgenuß, nicht einmal der Alkoholmißbrauch, übt eine direkte Wirkung auf die Funktionen des Magens und Darms aus. Die Aufnahme der Nährstoffe findet nicht reibungslos statt. Ein langandauernder Alkoholmißbrauch kann die Resorption nahezu völlig verhindern. Während der Behandlung Alkoholkranker in Kliniken oder speziellen Entzugsstationen wird im allgemeinen wenig Wert auf die Zufuhr von Vitaminen und Mineralstoffen gelegt. Dabei ist es ein offenes, wenn auch noch nicht von allen Beteiligten akzeptieres Geheimnis, daß charakteristische Entzugserscheinungen wie Schwäche, Zitter und Depressionen mit einer vollwertigen Ernährung viel leichter und für den Patienten weniger qualvoll in den Griff zu bekommen sind.

Die amerikanische Ernährungswissenschaftlerin Adelle Davis beschreibt, wie sie die tägliche Speisefolge im Verbund mit notwendigen Zusatzpräparaten für alkoholkranke Menschen im Entzug zusammenstellte. Es gab leberfreundliche und den Blutzucker stabilisierende kleine Mahlzeiten, die eiweißreich waren und keine raffinierten, industriegefertigten Kohlenhydrate anboten (Verzicht auf Weißmehl und Weißzukker). Als Zwischenmahlzeit wurden Getränke angereichert mit Hefe und Lecithin, Kalzium und Magnesium angeboten. Auf den Tischen, für jeden zugänglich, standen Schalen mit Vitaminpräparaten. Es handelte sich um Vitamin-B-Komplexe, (insbesonder Inosit und Cholin) und Kapseln, die Vitamin C, A, D und E enthielten. Den Patienten wurde erklärt, daß diese Zusatznahrung eine echte Hilfe wäre, um ein besseres Befinden zu gewährleisten und daß sie daran teilnehmen können oder auch nicht. Die meisten der Betroffenen nahmen die Zusatznährstoffe dankbar an. Der behandelnde Arzt berichtete bereits nach drei Tagen von einer erstaunlichen Besserung, insbesondere der Gemütsverfassung der Patienten. Das typische aggressive Verhalten, die Streitereien untereinander und depressive Verstimmungen hörten weitgehend auf. Die Patienten merkten, daß es auf diese Weise leichter war, ohne Alkohol auszukommen und Entzugserscheinungen zu überwinden.

Im allgemeinen fällt es dem Alkoholkranken schwer, seine körperliche Ausnahmesituation zu begreifen, Ernährungsmängel zu verstehen und eine zielgerichtete Diät einzuhalten. Viel eher empfindet der Alkoholkranke Selbsthaß und er lebt mit seinem Selbstzerstörungstrieb in ausgeprägter seelischer Unreife, die ihn zwanghaft dazu treibt, immer wieder zur Droge Alkohol zu greifen, um die psycho-physischen Beschwerden zu überdecken.

Jede Droge vernichtet Vitamin C in hohem Maße, an dem es nachweislich ohnehin mangelt. Fast jeder Trinker, ob jung oder alt, besitzt als sichtbaren Ausdruck der Unterversorgung mit Vitamin C ein ausgesprochen schlechtes Zahnmaterial oder beklagt den frühzeitigen Verlust von Zähnen. Der Skorbut ist demnach – wenn auch in abgeschwächter Form – noch immer nicht besiegt. Vitamin-C- Mangel beeinträchtigt das

Immunsystem nachhaltig, indem sich die weißen Blutkörperchen, die Leukozyten, ohne das Vorhandensein von Vitamin C nicht ordnungsgemäß ausbilden können.

Fehlt die wichtige körpereigene Polizeitruppe, werden die Abwehrmechanismen gegen Krankheiten aller Art zunehmend geschwächt. Es bedarf wohl keiner weiteren Erwähnung, daß bei Alkoholmißbrauch die allgemeine Krankheitsanfälligkeit rapide ansteigt. Zum Glück ist es in unserer Zeit möglich, durch zusätzliche Vitamin-C-Gaben dem lädierten Abwehrsystem, vorausgesetzt der Alkoholkranke will von seiner Sucht loskommen, unter die Arme zu greifen.

In diesem Zusammenhang möchte ich noch auf den Mineralstoff Magnesium eingehen, der beim Trinker immer gemindert ist. Das *Delirium tremens*, die schwere Psychose des Alkoholikers, soll auf akuten Magnesiummangel zurückzuführen sein. Auf Grund dieser Tatsache kommt es zu den bekannten Symptomen wie Zittern, hochgradiger Erregtheit, geistiger Verwirrung, Muskelschwäche und Krämpfen, selbst zu Halluzinationen. Mit der Gabe von Magnesium sind die grauenhaften Zustände mit ihren oftmals unheilvollen Folgeerscheinungen deutlich zu lindern. Auf Grund des hochgradigen Magnesiummangels im Blutkreislauf, der bei chronischem Alkoholismus sehr häufig anzutreffen ist, wird außerdem die Herztätigkeit entscheidend beeinträchtigt. Extrem niedrige Magnesiumkonzentrationen beeinflussen ebenfalls die Vitamin-B-1-Unterversorgung, so daß folgenschwere Komplikationen der Hirn- und Nervenfunktionen eintreten können. Zusätzliche Gaben von Vitamin C wirken als Verstärker der B-Vitamine und ihrer mannigfaltigen Aufgaben und bieten der Leber bei ihrer Entgiftungstätigkeit Unterstützung. Eine entscheidende Komplikation des Alkoholmißbrauchs, das sogenannte Wernicke-Korsakoff-Syndrom, gilt als unmittelbare Vitamin-B-Mangelerscheinung und betrifft insbesondere die Unterversorgung mit Vitamin B_1 (Thiamin). Die Erkrankung zeigt sich durch Lähmungserscheinungen, Muskelschwäche, hochgradigen Gedächtnisschwund, Veränderungen der Augenbewegungen, sogenanntes ataktisches Gehen und geistige Verwirrtheit. Die schwere Erkrankung kann mit hohen Gaben von Vitamin B_1, zumindest im frühen Stadium, aufgehalten werden.

Das Vitamin C trägt bei überhöhtem Alkoholgenuß und in den schwierigen Stadien des Alkoholentzugs wesentlich zur Entgiftung des Körpers bei. Nicht umsonst sagt ein trockener Alkoholiker nach seiner Kur: Ich wurde entgiftet.

Wie entscheidend wichtig das Vitamin C und alle anderen lebenswichtigen Vitalstoffe bei der Behandlung sind und weiterhin den Prozeß des Trockenbleibens unterstützen, sollte die segensreiche Einrichtung der Anonymen Alkoholiker (AA) endlich zur Kenntnis nehmen. Ihre bewundernswerte Arbeit – und natürlich diejenige aller Rehabilitationszentren der unterschiedlichen Organisationen – könnte noch weitaus wirkungsvoller sein, wenn die Erkenntnisse der Ernährungslehre beherzigt würden und dadurch schwerwiegende Rückfälle und unendliches Leid zu verhindern wären. Natürlich kann dieser Aspekt nur einen Teil des großen Problems »Trockenbleiben« abdecken. Er wäre es aber wert, darüber nachzudenken.

Ich habe mit einigen Alkoholikern, die nach dem Entzug literweise Kaffee oder Tee tranken, Mengen von Süßigkeiten als Ersatz brauchten und eine Zigarette nach der anderen rauchten, eine Ernährungsumstellung probiert. Es waren exakte Erklärungen notwendig, um zu beschreiben, wie Tee und Kaffee das ohnehin geringe Angebot wasserlöslicher Vitamine hinausspülen, daß die Süßigkeiten die Insulinproduktion stimulieren und darum das Blutzuckerniveau empfindlichen Schwankungen unterliegt. Aus diesen Zusammenhängen entsteht Unruhe, Zittrigkeit sowie allgemeines Unbehagen. Weiterhin wies ich auf den klassischen Vitamin-C-Räuber Nikotin hin, der Müdigkeit, Abgeschlagenheit und Leistungsabfall bewirkt. Ich kann nur sagen, wenn diese Probleme verstanden werden, fallen sie auf fruchtbaren Boden, und es ist beglückend mitzuerleben, wie der trockene Alkoholiker – auf Grund der Ernährungsumstellung – Lebensmut schöpft und Eigenverantwortung entwickelt. Es ist großartig, wie rasch er sich erholt, und das alles beherrschende Alkoholproblem sich immer weiter entfernt.

Zusammenfassend ist zu sagen: Die Erkenntnisse der modernen Ernährungslehre lassen die Behauptung zu, daß ein Alkoholkranker mit dem Wunsch trocken zu werden und zu bleiben, durch eine abwechslungsreiche, vollwertige Kost unter der zusätzlichen Gabe entsprechender Vitamine und Mineralien leichter und nachhaltiger von seiner Sucht loskommt.

● Die toxischen Auswirkungen des Alkoholmißbrauchs auf den Gesamtorganismus sind mit zusätzlichen Vitamingaben weitgehend zu beheben. Das Risiko, nicht reparierbare physische Schäden davonzutragen, kann in nahezu allen Fällen auf ein Minimum reduziert und mit der Gabe von Ascorbinsäure unterstützt werden.

XI Thesen und Antithesen

Neueste internationale Forschungsergebnisse
über das Vitamin C

Ein Schnupfen kommt drei Tage, bleibt drei Tage und geht in drei Tagen ... Wer kennt das Sprichwort nicht und ergibt sich auf Grund dieser Erkenntnis fatalistisch seinem Schicksal. Erkältungskrankheiten gehören zu den häufigsten Mißempfindungen des Menschen. Sie führen im allgemeinen weder zu bleibenden Schäden, noch sind sie lebensbedrohlich, aber sie verursachen eine Fülle von Ausfällen am Arbeitsplatz und Fehltagen in der Schule. Mehr als bei jeder anderen Krankheit ergeben sich wirtschaftliche Folgen. Erkältungen der oberen Luftwege führen zu breitgefächerten Erscheinungsformen. Sie reichen von der Triefnase über Hals- und Kopfschmerzen, Husten, Heiserkeit und Fieber bis zu Muskelschmerzen und allgemeinem Unwohlsein. Diese genannten Symptome können von mehr als hundert verschiedenen Virusarten verursacht sein, vom dem das sogenannte Rhinovirus am häufigsten auftritt. Die Möglichkeit Viren abzuwehren, mit ihnen rasch fertig zu werden, ehe der Körper mit Symptomen reagiert, ist Aufgabe des Immunsystems und selbstverständlich eines guten allgemeinen Gesundheitszustandes. Die Möglichkeit einer effektiven Vorbeugung des häufigen Übels Erkältungskrankheit beschäftigt die medizinische Forschung seit geraumer Zeit. Im Jahre 1970 erregte der zweifache Nobel-Preisträger Linus Pauling weltweites Aufsehen, als sein Buch »Vitamin and the Common Cold« erschien. Der Vater des Vitamin C beschrieb die bedeutende Möglichkeit des Vitalstoffes bei der Vorbeugung und Linderung von Erkältungskrankheiten. Was Linus Pauling vor fünfzehn Jahren darlegte, war keineswegs neu, aber es erregte die Gemüter und heute hält die Diskussion noch immer vehement an. Linus Paulings Buch und Thesen lösten eine Fülle klinischer Versuche aus, mit dem Ziel, die aufsehenerregenden Behauptungen nachzuprüfen. Es kam daraufhin zu einer Fülle unterschiedlicher und widersprüchlicher Ergebnisse, die aber beim näheren Hinsehen keinesfalls erstaunlich anmuten. Es gibt eben bestimmte Erkältungssymptome, die sich nicht richtig erfassen lassen oder unterschiedlich empfunden und beschrieben werden. Schmerzen und Unwohlsein treffen den einen schwer, der andere nimmt die Belästigung lockerer hin. Es kommt immer auf die jeweilige Einstellung in bezug auf die Erkrankung an. Da will jemand z. B. gern eine Schulaufgabe umgehen oder sich vor der Arbeit drücken und empfindet und beschreibt deshalb die Symptome als schwerwiegender, als jemand, dem die Arbeit oder die Schule Spaß machen und der deshalb die Symptome weitgehend unterdrückt oder ignoriert. Um eine hieb- und stichfeste Studie anzufertigen, sollten subjektive Empfindungen und Beurteilungen möglichst ausgeschaltet werden. Eine großangelegte Übersichtsarbeit wurde zum Beispiel als zweifelhaft fallengelassen, weil die Teilnehmer Anhaltspunkte dafür besaßen, ob sie Vitamin C oder ein Placebo erhalten hatten. Dagegen erfüllt eine kürzlich in Kanada erstellte Studie alle Anforderungen, die an eine aussagefähige, objektive Untersuchung gestellt werden müssen.

1000 Personen aus Toronto/Kanada, die einen »genügend repräsentativen Querschnitt durch die Bevölkerung darstellten, erhielten nach einem Randomisierungsschema entweder Vitamin C oder ein Placebo«. Das kanadische Forscherteam stand der Behauptung von Linus Pauling grundsätzlich skeptisch gegenüber. Jedoch nach 2–3 Monaten des großangelegten Versuches änderte es seine Meinung – es war schlicht gesagt beeindruckt. Die Versuchspersonen hatten pro Tag 1 Gramm Vitamin C einzunehmen, und sie wurden dazu angehalten, bei den ersten Symptomen einer Erkältung die Vitamin-C-Dosis auf 4 Gramm pro Tag anzuheben. Das Ergebnis des Versuches war, daß in der Gruppe, die Vitamin C erhalten hatte, 30 % weniger Zeit für die Genesung nach der Ansteckung erforderlich waren, als bei der Gruppe, die ein Placebo-Präparat eingenommen hatte. Bei einem anderen Versuch mit

3500 und 622 Personen gaben die kanadischen Ärzte unterschiedlich hohe Vitamin-C-Gaben während verschiedener Behandlungsperioden. Hier fielen die Ergebnisse weniger eindeutig als bei der letztgenannten Studie aus, trotzdem stimmten sie im großen und ganzen mit dieser überein. Das Forscherteam dokumentierte seine Ergebnisse mit der Schlußfolgerung, daß »nunmehr kaum noch Zweifel daran bestehen, daß die zusätzliche Einnahme von Vitamin C die Belastung durch winterliche Erkrankungen mindern kann.«

Weitere Arbeiten von forschenden Ärzten erbrachten gegenläufige Ergebnisse. Eine über acht Wochen laufende Studie mit 674 Rekruten einer Marineeinheit, die pro Tag 2 Gramm Vitamin C oder ein Placebo erhielten, erbrachte keinen Hinweis auf die Wirkung von Vitamin C bezüglich der Verhinderung oder Linderung von Erkältungskrankheiten. Eine andere Übersichtsstudie, an der in Arizona 641 Navajo-Indianerkinder teilnahmen, ergab wieder eindeutig, daß mit Vitamin C Erkältungskrankheiten leichter und rascher überwunden werden. Eine andere Studie, an der 868 Kinder beteiligt waren, konnte das Resultat nicht untermauern. Es ist unklar, wie die Unterschiede zwischen den einzelnen Projekten zustande kamen.

Eine Doppelblindstudie von fünfmonatiger Dauer macht sich zur Aufgabe, eineiige Zwillinge bezüglich Vitamin C und Scheinpräparat zu untersuchen. Eine Gruppe amerikanischer Wissenschaftler gab 45 eineiigen Zwillingspaaren im Alter zwischen sechs und fünfzehn Jahren dem Alter entsprechend Vitamin C bzw. Placebo. Nach dem Versuch stellte sich heraus, daß die Wirkungen von Vitamin C als »statistisch nicht signifikant« zu betrachten waren. Bei der genauen Untersuchung der beiden Gruppen wurde jedoch klar, daß Vitamin C »die Dauer von Erkältungen in den zwei unteren Altersgruppen von Mädchen einschränkte und bei den jüngsten Knaben den Schweregrad signifikant reduzierte«. Umfassende aussagekräftige Resultate über den wahren Nutzen des Vitamin C bei Erkältungskrankheiten können möglicherweise Untersuchungen der Immunität erbringen. Laborstudien an Tieren haben den Nachweis untermauert, daß Vitamin C für die sogenannte Migration (Wanderung durch die Gefäßwände) der Leukozyten und deren Zerstörung von Fremdkörpern erforderlich ist und daß Zellen, vor allem die Leukozyten, die an Immunreaktionen beteiligt sind, hohe Konzentrationen des Vitamins enthalten. Diese werden bei Infektionen rasch aufgebraucht und müssen nach deren Verschwinden erst wieder ersetzt werden. Angeblich sind sich die mit diesen Fragen befaßten Forscher nicht einig. Eine Fülle klinischer Untersuchungen scheint darauf hinzuweisen, daß Vitamin-C-Zusätze die Dauer und in gewissen Fällen »auch den Schweregrad von Erkältungen beeinflussen, wenn nicht sogar ihre Inzidenz (Anzahl der Krankheitsfälle)«.

Alle Erkenntnisse bezüglich des Vitamin C und seiner Wirkung auf Erkältungskrankheiten rufen Befürwortung und Widerspruch hervor. Es wäre gut, über die exakten Zusammenhänge zwischen den Funktionsmechanismen der Immunabwehrtätigkeit und über eine befriedigende Vitamin-C-Versorgung genauestens Bescheid zu wissen, damit wissenschaftlich untermauert wird, was für eine Vielzahl von Menschen als Erfahrungsschatz zur Selbstverständlichkeit wurde. Trotzdem sollte das Vitamin C weiterhin zur Vorbeugung und zur rascheren Überwindung von Erkältungskrankheiten regelmäßig genutzt werden. Das geschieht mit einer sinnvoll zusammengesetzten Nahrung und durch zusätzliche Ascorbin-Gaben.

XII Mit Vitamin C gegen den Streß

Ein jeder redet heute vom Streß... ich bin im Streß gilt als Entschuldigung für unfreundliches Verhalten im zwischenmenschlichen Bereich oder für bestimmte kleinere und größere Fehlleistungen. Die meisten Menschen empfinden den Streß als eine mehr oder minder große nervliche Belastung. Der Vater der Streß-Forschung, Hans Selye, definierte aber in den dreißiger Jahren den uns immer begleitenden Streß als »Verschleißerscheinung des Organismus«. Er spürte auf, daß sich bestimmte Streßauswirkungen in Müdigkeit, Infektionen, Appetitlosigkeit, Blutungen, selbst in Muskelschwäche äußern können. Nach Hans Selye sind »die unspezifischen Reaktionen des Körpers auf Belastungen jeglicher Art« ein Bestandteil menschlichen Lebens, da Körper und Seele sich austauschen und ergänzen.

Bei der Bewältigung oder Abschwächung von Negativ-Reaktionen infolge von Streßeinflüssen, spielt die Ernährung, insbesondere das Vitaminangebot eine entscheidende Rolle. Wenn ein Mensch mit Vitalstoffen, d. h. mit Vitaminen, Mineralien und Spurenelementen gut versorgt ist, hat der Negativ-Streß weitaus geringere Chancen.

Im weiteren Verlauf unseres Jahrhunderts hat die Wissenschaft Selyes Thesen einer Prüfung unterzogen und spricht heute von dem Begriff »allgemeines Anpassungssyndrom«, das sich in drei Kategorien unterteilt:
– Alarm
– Widerstand und
– Erschöpfung.

Während des Alarmzustandes reagiert der menschliche Organismus mit biochemischen Prozessen, zu deren Abwicklung Vitamine unerläßlich sind. Die sogenannten Stressoren sind breit gefächert. Sie können sich durch Verletzungen, Freude, Glück, Kälte, Hitze, Verbrennungen, Schmerz und Trauer, Erfolg und Mißerfolg zeigen. Zu den bekannte Stressoren gehören solche, die angenehme Auswirkungen besitzen und den Betroffenen in Eustreß (positiver Streß) versetzen. Diesem steht der Negativ-Streß, der Disstreß gegenüber, der als unangenehm empfunden wird und psycho-physische Schäden hervorrufen kann.

Wie wir mit den Einflüssen des Stresses, insbesondere des unangenehmen Disstresses fertig werden, hängt von einer Reihe individueller Voraussetzungen ab. Zu diesen zählen
– das Lebensalter und das Geschlecht,
– der Gesundheits- und Ernährungszustand und
– die Erbanlage.

Die Möglichkeit, Streß zu bewältigen, wird auch als ein psychologisches Problem verstanden. Da spielen die jeweilige Persönlichkeitsstruktur, das Temperament, Kenntnisse und Erfahrungen mit. Seit Menschengedenken schüttet der menschliche Körper in bestimmten Situationen Streßhormone aus, um den Organismus auszurüsten, mit einer gefahrvollen Lage fertig zu werden. Das Epinephrin, auch als Adrenalin bekannt, sorgt für zusätzliche Rationen von Glukose, um Energie für Muskeln und Hirn freizusetzen, die der Körper bei der Flucht benötigte, wenn ihm ein gefährliches Tier gegenüberstand. Das Norepinephrin oder Noradrenalin beschleunigt den Herzschlag und erhöht den Blutdruck, um wachsam und reaktionsschnell sein zu können. Einige Vitamine sind an der Herstellung und den Stoffwechselvorgängen bestimmter Streßhormone und Neurotransmitter unmittelbar beteiligt. Es handelt sich um Adrenalin und Noradrenalin, um Kortikoide und ACTHadrenokortikothropes Hormon. Das Vitamin C, oder die Ascorbinsäure sind am körpereigenen Aufbau von Adrenalin und Noradrenalin und weiterhin an der Produktion der Kortikoide wesentlich beteiligt. Vitamin C schützt das Adrenalin und Noradrenalin vor Oxidation (vorzeitiger Zerstörung). Eine erstaunlich hohe Vitamin-C-Konzentration weist die menschliche Nebennierenrinde auf. Klinische Studien erarbeiteten die Erkenntnis, daß bei experimentell hervorgerufenem Streß die Ausschüttung der Streßhormone Adrenalin und Noradrenalin durch die Gabe von Vitamin C erhöht werden können. Auf diese Weise kann vermutlich durch eine verbesserte Vitamin-C-Zufuhr die Adaption (Anpassung) und die notwendige Leistungsfähigkeit bei Streß angehoben werden.

Unser moderner Lebensstil setzt uns vermehrt psychologischen Streßsituationen aus. Diese erfordern ein gesteigertes Anpassungsvermögen. Ist diese Möglichkeit nur in verringertem Umfang gewährleistet, können Stressoren krankheitsauslösende, sogenannte Adaptionserkrankungen hervorrufen. Zu diesem zählen die Zivilisationserkrankungen Bluthochdruck, Herzkranzgefäßveränderungen, der Herzinfarkt, die Ausbildung von Magen- und Zwölffingerdarmgeschwüren. Magen- und Zwölffingerdarmgeschwüre werden ursächlich mit der akuten Angst in Beziehung gebracht. Sie können aber ebenso von anderen Stressoren wie Hautverletzungen und -verbrennungen sowie einer Vielzahl anderer Erkrankungen gefördert werden. Die Entstehung von Magengeschwüren unter starkem Streß konnte im Tierversuch im übrigen mit Vitamin-E-Gaben gemindert werden. Negative Streßeinflüsse stehen nach neuen wissenschaftlichen Untersuchungen in enger Beziehung zu der Ausbildung von Herzerkrankungen. Eine andere Studie hielt fest, daß nach einem akuten Herzinfarkt die Vitamin-C-Konzentrationen in den weißen Blutkörperchen stark reduziert waren.

Von den sogenannten Umweltstressoren sind Kälte und Hitze relativ gut erforscht. Es ist heute davon auszugehen, daß durch die Einnahme höherer Gaben von Vitamin C die Anpassung an Hitze weitaus besser gelingt als bei einer Unterversorgung mit dem Vitalstoff. Im umgekehrten Fall sind bei Kälte große Mengen von Vitamin C notwendig, da der Vitalstoff an der Energieproduktion des Körpers beteiligt ist. Wissenschaftliche Ergebnisse auf Grund von Tierstudien belegten die Annahme, daß eine verbesserte Anpassung an Kältesituationen durch Vitamin-C-Konzentrationen in den Körpergeweben ermöglicht wird. Der Streß erweist sich für uns alle als eine eminente Gefahr, wenn er zu intensiv und pausenlos auf uns einwirkt. Irgendwann hört die körperliche Anpassungsfähigkeit auf, zu funktionieren. Da nach der Auffassung des Streß-

Pioniers Hans Selye jeder Krankheit des Menschen eine unbewältigte Streß-Situation zugrunde liegt, ergibt sich die Frage: Wie können wir uns vorbeugend gegen Streß schützen? Eine ausreichende Vitaminversorgung kann die körpereigenen Anti-Streßmöglichkeiten stabilisieren, zumindest aber positiv beeinflussen. Die exakten Wirkungsweisen und die erforderlichen Vitamin-C-Mengen bei der körpereigenen Synthese von Streßhormonen sind noch nicht eindeutig geklärt. Es scheint jedoch hinlänglich bewiesen zu sein, daß ein befriedigendes Angebot von Vitaminen die Adaptionsmöglichkeiten des Körpers unterstützt und die sogenannten Adaptionskrankheiten verringert. Wenn wir frühzeitig, lange bevor die Grenze der Anpassungsfähigkeit erreicht ist, unseren Körper mit Vitalstoffen versorgen, geben wir dem allgegenwärtigen Streß eine geringe Chance, uns bleibenden Schaden zuzufügen. Zu den Anti-Streß-Vitaminen gehören das A, C, E und der B-Komplex.

XIII Das Rauchen und Vitamin C

Wenn Sie es nicht lassen können... und täglich ein Päckchen Zigaretten rauchen, dann schrumpft Ihr Vitamin-C-Gehalt des Blutserums und selbstverständlich auch der in Geweben und Organen beträchtlich.

● Durchschnittlich verfügen Raucher über mindestens 25 % weniger Vitamin C als Nichtraucher.

Zu diesem Ergebnis kam eine vergleichende Studie in Kanada. Diese stellte ferner fest, daß alle Mitmenschen, die sich nicht mit einem einzigen Päckchen Zigaretten begnügen, einen um 40 % geminderten Vitamin-C-Blutserumspiegel aufweisen.

Eine beachtliche Fülle von Aufklärungsversuchen in den unterschiedlichen Medien hat den Bürgern das Nikotinproblem seit Jahren immer wieder erläutert. Die meisten von uns wissen, daß das Rauchen Herz-Kreislauf-Erkrankungen, die Todesursache Nr. 1, fördert, Bronchitis, Magengeschwüre, Krebs, ein Lungenemphysem und vieles mehr hervorrufen kann. Für Frauen, insbesondere für werdende Mütter gilt, daß Zigarettenrauchen das Syndrom des niedrigen Geburtsgewichtes mit sich bringen kann, so daß ihr Baby mit einer Hypothek auf die Welt kommt, die sein weiteres Leben schwer belastet.

Trotz aller Mahnungen steigt der Zigarettenverbrauch in der Bundesrepublik weiter an. Laut neuerer Statistik vervierfachte sich der Zigarettenkonsum seit dem Jahre 1950. Er liegt heute pro Kopf und Jahr bei 1930 Stück (im Jahre 1950 waren es noch 474). Bei dieser Statistik wurde die Gesamtbevölkerung berücksichtigt, d. h., die bereits große Gruppe der Nichtraucher und die Kinder, Säuglinge, Kranken und Greise wurden in die Berechnung mit hineingenommen, so daß der Zigarettenverbrauch des einzelnen weitaus höher liegen kann. Viele Menschen sind sich nicht darüber im klaren, daß es keine untere Grenze für den schadlosen, folgenfreien Rauchgenuß gibt.

● Wer raucht muß sich darüber im klaren sein, daß der Kadmiumgehalt seiner unmittelbaren Umgebung um ein Vielfaches höher liegt, als derjenige einer Hauptverkehrsstraße.

Alle Versuche, eine schadstofffreie Zigarette zu entwickeln, schlugen bislang fehl. Wenn wir ohnehin heute davon ausgehen müssen, daß sich das Vitamin-C-Angebot aus der Durchschnittskost nur in einem Rahmen bewegt, der sichtbare Mangelerscheinungen so gerade eben in Grenzen hält, kann der Vitamin-C-Räuber Nikotin uns auf Dauer großen Schaden zufügen. Allein die Auswirkungen auf die Abwehrkräfte des körpereigenen Immunsystems sind unübersehbar.

● Zigarettenrauchen schädigt unaufhörlich das Abwehrsystem durch die ständige Zerstörung von Vitamin C, das für die Funktionsfähigkeit der weißen Blutkörperchen ausreichend vorhanden sein muß.

Eine Reihe von Experten geht von der Tatsache aus, daß starke Raucher über einen extrem niedrigen Vitamin-C-Blutserumspiegel verfügen. Der Körper benötigt offensichtlich das Vitamin-C-Angebot, um sich vom Kadmium und weiteren Schadstoffen zu befreien und die Gifte rasch loszuwerden, welche nicht nur im Zigarettenrauch, sondern ebenfalls aus der Nahrung, dem Trinkwasser und der Atemluft stammen. Schon aus diesem Grunde benötigen Raucher mehr Vitamin C als Nichtraucher. Wer Zigaretten raucht und sein Herz- und Gefäßsystem vor schädlichen Einwirkungen schützen will, braucht eine gehörige Portion mehr an Vitamin C als der Nikotingegner.

Ein gesunder Mensch benötigt bereits etwa 10 Milligramm Vitamin C täglich, um sich vor Skorbut zu schützen. Mit zunehmendem Alter erhöht sich vermutlich diese, den Skorbut verhütende Dosis, weil die ordnungsgemäße Vitamin-C-Aufnahme behindert oder sogar gestört ist. Es kann u.a. eine unzureichende Magensäureproduktion den vorzeitigen Abbau von Vitamin C im Darm veranlassen, noch ehe es von den Darmwänden absorbiert wurde. Wo, so frage ich mich, kommen dann die Vitamin-C-Zuschläge her, die das Immunsystem schützen sollen und für eine Vielzahl von physiologischen Abläufen im Organismus benötigt werden?

Diese notwendigen Vitamin-C-Gaben werden allein für die Entgiftung des Nikotins verbraucht. Niedrige Vitamin-C-Blutserumspiegel sind bei vielen Erkrankungen und Genesungsprozessen sowie nach Operationen absolut keine Seltenheit. In bezug auf den extremen Vitamin-C-Räuber Nikotin sei die Frage erlaubt: Lösen niedrige Vitamin-C-Blutserumkonzentrationen das Krankheitsgeschehen aus, oder ist eine Erkrankung die Ursache und Erklärung für den Vitamin-C-Mangel.

Noch ist eine exakte und wissenschaftlich fundierte Antwort vielfach unmöglich. Dagegen können wir davon ausgehen, daß niedrige Vitamin-C-Blutserumspiegel nicht nur allgemeine Erschöpfung, Leistungsminderung und eine Reduktion der Abwehrkräfte im Gefolge haben, sondern auch auf die anderen Vitamin-Reserven des Organismus negativen Einfluß ausüben.

● Ist der Vitamin-C-Stoffwechsel beschleunigt, kann diese Tatsache eine Multivitaminunterversorgung im Gefolge haben.

Wenn ein Patient in der Praxis über Müdigkeit und Energielosigkeit sowie über allgemeines Unwohlsein ohne erklärbaren Grund klagt, sollte der behandelnde Arzt die Vitamin-C-Konzentrationen des Blutplasmas und der weißen Blutkörperchen untersuchen. Wenn der Arzt – aus welchen Gründen auch immer – die Umstände scheut oder das Unterfangen als zu kompliziert und aufwendig ablehnt, so kann er ohne Mühe auf eine sehr einfache Diagnosemethode ausweichen. Bessert sich aufgrund von zusätzlichen Vitamin-C-Gaben während eines bestimmten Zeitraums das Allgemeinbefinden seines Patienten, so hat dieser eine bemerkenswert einfache, aber gleichzeitig äußerst sinnvolle Behandlung erfahren, die keine Nebenwirkungen oder andere körperliche Belastungen nach sich zieht. Für Sie, liebe Leser, sollte ein Hinweis – unabhängig von allen anderen Überlegungen und Ausführungen – gelten:

● Der Vitamin-C-Räuber Nikotin erfordert immer eine erhöhte Ascorbinsäure-Zufuhr.

Stellen Sie darum Ihren Speisezettel um, essen Sie mehr frisches Obst und Gemüse, trinken Sie Säfte von frischen Zitrusfrüchten und tun Sie ein übriges, wenn Ihnen der völlige Nikotinverzicht unmöglich erscheint: Schränken Sie das Rauchen zumindest ein. Bauen Sie sich bestimmte Eselsbrücken. Drükken Sie z. B. die Zigarette bereits halbgeraucht aus. Verzichten Sie auf das Rauchen am Arbeitsplatz und beim Autofahren. Nehmen Sie täglich Ascorbinsäure als Nahrungsaufbesserung, um die Folgeschäden des Nikotingenusses zumindest in Grenzen zu halten.

XIV Medikamente sind eindeutige Vitamin-C-Räuber

Jedes Medikament, das Sie einnehmen, auch die Anti-Baby-Pille oder eine gewöhnliche Aspirin-Tablette, rauben Ihrem Organismus unmerklich lebenswichtiges Vitamin C. Das heißt im Klartext:

● Die Einnahme von acetylsalicylsäurehaltigen Tabletten sowie oraler Kontrarezeptiva vermindert die Vitamin-C-Reserven Ihres Körpers deutlich.

Ein deutscher Normalverbraucher nimmt – statistisch betrachtet – im Laufe seines Lebens etwa 36 000 Tabletten zu sich. Es gibt in der Bundesrepublik ca. 10 Millionen kranke Mitbürger und es handelt sich hierbei nur um die bekannte Spitze des Eisberges, die Dunkelziffer soll noch erheblich höher liegen. Das heißt, es gibt eine Vielzahl von Menschen in unserer Gesellschaft, die keinen Tag ohne Medikamente auskommen. Außerdem nehmen wir heutzutage im Rahmen der Selbstmedikation bei jeder sich bietenden Gelegenheit, bei Befindlichkeitsstörungen und Unpäßlichkeiten Präparate aus der Retorte der Chemie zu uns. Mit Tabletten wird erstaunlich arglos umgegangen. Auf der anderen Seite gibt es seit Jahren den unverkennbaren Trend und den Wunsch von über 50 % der Bundesbürger, möglichst biologische Heilmittel der Erfahrungsmedizin weitaus mehr für alltägliche Mißhelligkeiten zu nutzen. Doch zwischen Wunsch und Wirklichkeit besteht noch immer eine unübersehbare Lücke. Selbstverständlich sind Medikamente notwendig und vielfach lebensrettend, und die Zerstörung von Vitamin C muß als Begleiterscheinung in Kauf genommen werden, nur . . . wer weiß darüber Bescheid und versucht eine Gegensteuerung? Nimmt ein Mensch unnötigerweise und aus nichtigem Anlaß – vor allen Dingen ohne ärztliche Verordnung – Medikamente, sinkt sein Vitamin-C-Blutserumspiegel ebenso unnötig, wie das eingenommene Medikament in den meisten Fällen überflüssig oder durch eine Veränderung der Lebensweise einzusparen wäre. Es ist durch viele Untersuchungen bewiesen, daß eine einzige Tablette unterschiedlicher und oft genutzter, dazu als unschädlich bezeichneter Arzneimittel das Vitamin C im Körper noch drei Wochen nach der Einnahme zerstören kann.

Ein Artikel im *Journal of the American Medical Association* warf die Frage auf (sie ist übrigens schon öfter gestellt worden): » Ist Aspirin ein gefährliches Medikament?« Die Ausführungen liefen darauf hinaus, daß Aspirin bei längerandauernder und häufiger Einnahme die Blutkonsistenz verändert und »innere Blutungen hervorrufen kann«. Es sei denn – und dieser kurze Hinweis erweist sich als eminent wichtig – »die Nahrung enthält genügend Vitamin C«.

Verschiedene kortisonhaltige Präparate werden im übrigen bereits mit einer zusätzlichen Gabe von einem Gramm Vitamin C täglich weitaus besser vertragen. Das Vitamin C als das instabilste unter allen bekannten Vitalstoffen unterstützt die Entgiftung bei der Medikamenteneinnahme und steigert häufig die Wirkung des betreffenden Arzneimittels. Das Vitamin C verbraucht sich bei dieser Tätigkeit selbst. Es opfert sich auf und sollte deshalb stets in ausreichender Menge angeboten werden. Dieser Hinweis muß sich dringend in Kliniken und Krankenhäusern herumsprechen, wo naturgemäß kaum ein Patient ohne medikamentöse Behandlung – mehr oder weniger großen Umfanges – liegt. In Krankenhausküchen wird die Versorgung mit frischen, vitaminreichen Mahlzeiten für die Patienten zu einem schwer lösbaren Problem. Nicht allein, daß lediglich zwei von zehn Krankenhäusern in der Bundesrepublik über eigens dafür ausgebildete Ernährungssachverständige verfügen, die Herstellung der Krankenhauskost, der Transport von der Zentralküche zum Patienten, das Aufwärmen oder Warmhalten auf den Stationen, schafft Vitaminverluste, die einzigartig sind.

Salat oder rohe Gemüse und Obst erleiden z. B. Vitaminverluste durch längeres Herumstehen. Die Vitamine C und A oxidieren unter der Einwirkung von Luftsauerstoff, und die

Saläte haben lediglich noch den Wert eines notwendigen Ballastes für die Darmtätigkeit der Bettlägrigen.

Eine Vielzahl von Patienten kann ohnehin keine Rohkost vertragen. Sie essen das totgekochte Gemüse, Obst aus Konserven, reichlich Zucker, zumeist viel zuviel Salz und *last but not least* Aufschnitt und Fleischwaren mit einem Überangebot an versteckten Fetten tierischen Ursprungs.

Wen wundert es, daß wir in der Bundesrepublik so übermäßig ausgedehnte Liegezeiten in den Krankenanstalten zu verzeichnen haben, daß die Patienten häufig über-, aber total falsch ernährt in die weitere Genesung oder an den Arbeitsplatz entlassen werden. Es beginnt der alte, gewohnte Trott in Sachen Ernährungsgewohnheiten, und es geht kein Weg an der Realität vorbei:

● Eine Vielzahl von Menschen – noch gesund oder bereits krank – nimmt mehr als die Hälfte ihrer täglichen Energiemenge in leeren, nährstoffarmen Kalorien zu sich.

Das heißt, die Nahrung besteht aus Weißmehl- und Weißzuckerprodukten, tierischen Fetten und Fettbegleitstoffen (Cholesterin), geschältem Reis, Fruchtsäften und Limonaden, die häufig viel mehr Chemie als Frucht anbieten und alkoholische Getränke. Die geringe, noch verbliebene Kalorienmenge kann zwangsläufig das Defizit an Vitaminen, Mineralien, Spurenelementen und lebenswichtigen pflanzlichen Fettsäuren nicht wettmachen. Der Weg in eine weitere Grauzone zwischen Gesundheit und Krankheit ist vorgezeichnet und zudem werden weiterhin Medikamente verbraucht, die den allgemeinen Vitaminstatus und die Vitamin-C-Konzentrationen verringert.

Wenn in den Ländern dieser Welt die Gesundheitsbehörden Listen mit empfohlenen Nahrungsmittelrationen herausgeben *(Recommended Dietary Allowances)*, die durch Richtmengen für essentielle Substanzen vervollständigt werden, so können sich diese Empfehlungen nur an die Gruppe der vollkommen gesunden Menschen richten. Es handelt sich um diejenigen, die keinerlei Medikamente nehmen, sich den Negativ-Streß vom Leibe halten, insbesondere auf Nikotin und Alkohol verzichten und dabei noch die Lebensmittel des täglichen Bedarfs als vollwertiges, gemischtes Kostangebot, möglichst aus eigener Aufzucht, zu sich nehmen. Für diese Gruppe von Menschen könnten die Ratschläge in Sachen Ernährung und Vitalstoffzufuhr ausreichend sein. Außerdem müssen Nährwerttabellen, die z. B. für den individuellen Verbraucher, für Großküchen und Krankenhausverpflegung herausgegeben werden, um die Auswahl einer gemischten Kost zu erleichtern, mit Kenntnis und Vorsicht betrachtet werden. Frisches Gemüse und Obst unterliegt z. B. jahreszeitlich bedingten enormen Energieschwankungen. Eine im eigenen Garten gereifte Tomate enthält mehr Vitamin C als eine importierte aus fernen Landen, die wir im Januar verzehren. Der Vitamin-C-Gehalt kann um den Faktor 5–10 variieren. Gemüse aus Treibhäusern, das ohne Sonnenstrahl auf überdüngten Böden und während extrem kurzer Vegetationszeiten herangezogen wurde, kann kaum ein biologisch normales Vitalstoffangebot liefern, so phantastisch gesund die Produkte auch rein äußerlich wirken. Es gibt außerdem nur grobe Schätzungen bezüglich des tatsächlichen Vitalstoffgehaltes von Obst und Gemüse. Nur ganz wenige Produkte wurden bislang mit Hilfe moderner Verfahren z. B. unter unterschiedlichen Transport- und Lagerbedingungen sowie Verarbeitungs- bzw. Kochmethoden auf ihr tatsächliches Vitalstoffangebot untersucht. Das äußerst empfindliche, wasserlösliche Vitamin C wird außerdem, wie wir bereits wissen, in beträchtlicher Menge zerstört, wenn die Früchte und Gemüse gewaschen, kleingeschnitten, geraspelt oder zerdrückt angeboten werden.

Adelle Davis schreibt zu diesem Thema, daß die ernährungswissenschaftlichen Fakultäten der USA unter dem Einfluß der Lebensmittelkonzerne stehen, daß dieser auch vor den Krankenhauspforten und -küchen nicht halt macht, und führt dazu aus: »Gerade diese notorisch armseelige Kost sollte doch besonders schmackhaft und nahrhaft sein. Voriges Jahr bat mich der Chefarzt eines Krankenhauses, seiner Diätassistentin bei der Planung von nahrhaften Mahlzeiten behilflich zu sein. Diese junge Frau hatte ihr Examen an einer unserer besten Universitäten abgelegt. Ihre technische Ausbildung war hervorragend. Doch das erste, was ich bei Betreten der Küche sah, waren große Haufen auftauender Pommes frites und gebackene Garnelen, die bereits im gesättigten Fett, das den Cholesterinspiegel ansteigen läßt, vorgegart waren und die in ähnlichem Fett wieder erhitzt wurden. Obwohl es auf dem Markt genug frische Lebensmittel gab und in der Küche genug Frauen waren, die wenig zu tun hatten, stammte das meiste Gemüse und Obst aus Büchsen oder aus der Tiefkühltruhe. Fleisch wurde zu lange bei großer Hitze gegart. Zum Mittag- und Abendessen gab es fette, warme Brötchen und schwerverdauliche Kuchen. Ich fand in dieser Küche nicht einen Teelöffel unraffiniertes Mehl oder Weizenkeime. Aber die Diätassistentin war überzeugt davon, daß weißes Mehl genauso nahrhaft sei wie Vollkornmehl.«

Diesen Ausführungen ist wenig hinzuzufügen. Bei allem Verständnis, das ich deutschen Krankenhäusern und Kliniken bei der Auswahl einer vitalstoffreichen Kost zugestehen möchte, bleibt der Rat an Sie, liebe Leser: Beachten Sie während der Einnahme von Medikamenten – ob im Alltag zu Hause oder während eines Krankenhausaufenthaltes – , daß jede Tablette, sei sie noch so harmlos, Ihren Vitamin-C-Haushalt ausraubt. Denken Sie bitte an den notwendigen Nachschub, der in den meisten Fällen nur mit Hilfe von zusätzlicher Ascorbinsäure abzudecken ist.

XV Der ältere Mensch braucht dringend Vitamin C

In den Industrienationen dieser Welt kam es im Verlauf unseres Jahrhunderts zu einer atemberaubenden Verbesserung der diagnostischen, therapeutischen und medizin-technischen Methoden. Die allgemeine medizinische Versorgung und gleichzeitig die verbesserten hygienischen Verhältnisse ermöglichen es, daß die Menschen immer älter werden. Auf diesen Fortschritt wird ständig gepocht, wenn es gilt, Mängel anzumelden oder Verbesserungsvorschläge zu wagen. Schließlich ist eine hohe Lebenserwartung ein beachtliches Resultat, und niemand will daran rütteln. Ich glaube allerdings, daß ein hohes Alter allein noch nicht das erstrebenswerte Ziel sein kann, sondern daß dazu eine ganze Menge mehr gehört, nämlich ein Älterwerden in Gesundheit.

Trotz des medizinischen Fortschritts leidet jeder zweite Mitbürger über 60 Jahre an einer mehr oder weniger belastenden chronischen Erkrankung. Der Gesundheits-, Geistes- und Gemütszustand älterer Menschen ist ausgesprochen unterschiedlich. Mit Sicherheit übt eine unzulängliche und dem Lebensabschnitt nicht angepaßte Ernährung einen direkten Einfluß auf den rascheren Abbau geistiger und körperlicher Kräfte aus. Leider gibt es heute noch keine systematischen Untersuchungsergebnisse aus der Gruppe älterer Menschen, jedoch zeigen eine Reihe von Übersichtsarbeiten deutlich auf, daß Menschen im Seniorenalter häufig niedrige Vitaminspiegel aufweisen. Das gilt insbesondere für diejenigen, die in Heimen untergebracht sind, für chronisch kranke Personen, für Problemtrinker und alleinstehende Menschen mit bescheidenem Einkommen. Die niedrigen Vitaminkonzentrationen haben einige relativ einfach zu erklärende Ursachen. Ein alter Mensch ißt zumeist weniger. Mit der geringeren Kalorienzufuhr werden auch gleichermaßen geringere Mengen lebenswichtiger Vitamine und Mineralien aufgenommen. Häufig fehlt dem alleinstehenden älteren Menschen die Lust, für sich eine vollwertige Mahlzeit zu kochen. Wenn gekocht wird, findet über Tage ein Aufwärmen der Mahlzeit statt, und damit schwindet das Vitaminangebot. Dieser genannte Mißstand trifft häufig alleinlebende Männer. Sie sind es nicht gewohnt, für sich selber zu sorgen und darum ersetzt ein Kohlenhydratangebot, z. B. Kuchen, Brot oder Brötchen, rasch eine Hauptmahlzeit. Andererseits können auch bestimmte Verdauungsprobleme den Verzehr von frischer Kost empfindlich einschränken. Schwierigkeiten mit den dritten Zähnen lassen oftmals das Kauen von Vollkornprodukten und Frischkost nicht zu, und außerdem – wen wundert's – trägt die Unsicherheit in Ernährungsfragen und die Unkenntnis über die Notwendigkeit bestimmter Nährstoffe für den älteren Menschen zu dieser unguten Situation bei. Vitaminreiche Nahrungsmittel wie hochwertiges Gemüse, Obst und Fleisch sind teuer, so weicht man auf kostensparendere Lebensmittelangebote aus. Infolge einer Verminderung des Geschmacks- und Geruchssinnes geht der Appetit zurück, die Lust an einer wohlschmeckenden, duftenden Mahlzeit läßt nach, und es wird häufig nur gegessen, weil es eben notwendig ist: Die angebotenen Vitamine resorbiert der Darm häufig unzureichend, und eine weitere Verringerung des tatsächlichen Vitaminangebotes findet durch die Einnahme von Medikamenten statt. So schränken häufig gebräuchliche Präparate wie krampflösende Mittel, Acetylsalizylsäure und Antibiotika der Tetracyclin-Gruppe die biologische Nutzung der Vitamine beträchtlich ein. Wieviel Vitamin C der ältere Mensch zu sich nimmt, ist vor allem von seinem jeweiligen Einkommen und seinem Verständnis um wichtige Ernährungsfragen, also von seinem Bildungsstand abhängig.

In unseren Breiten können Zitrusfrüchte den Geldbeutel belasten und Kartoffeln – eine gute Quelle für Vitamin C – werden immer weniger verzehrt. Außerdem büßen sie während der Lagerung und beim Kochvorgang mehr oder weniger ihre Vitalstoffe ein.

In britischen Alters- und Pflegeheimen wurde bei Blutuntersuchungen der Bewohner ein extrem niedriger Vitamin-C-Blutserumspiegel festgestellt. Wie diese Patienten zu ihrem

Mangelzustand gekommen waren, konnte nicht eindeutig geklärt werden. Entweder kamen unzulängliche Ernährung oder auch Appetitmangel sowie chronische Erkrankungen als Verursacher in Frage, die nachweislich zu einem erhöhten Vitamin-C-Bedarf führen. Ich meine, daß alle Faktoren gemeinsam den Vitamin-C-Mangel hervorriefen, der zumeist ein multifakturelles Geschehen ist.

In Schweizer Altersheimen, deren untersuchte Bewohner sehr niedrige Vitamin-C-Blutkonzentrationen aufwiesen, konnte das Nahrungsangebot für die Mangelzustände verantwortlich gemacht werden. Es enthielt eindeutig zu wenig Vitamin C und weiterhin ein zu geringes Angebot anderer Vitamine und Mineralien. Im übrigen stellte diese Untersuchung fest, daß 98 % der Männer und 36 % der Frauen an Vitamin-C-Mangel litten.

Eine weitere Schwierigkeit bestand darin, daß eine große Anzahl von Heimbewohnern die angebotenen Früchte und Gemüse ablehnten, weil sie ihnen zu hart und sauer erschienen. Diese Kritik betraf in erster Linie Äpfel und Salate. Gleichermaßen leben ältere Menschen, die Fertigmahlzeiten zu sich nehmen, vermutlich mit einer ständigen Vitamin-C-Unterversorgung.

Aus einer Studie, die Fertigmahlzeiten in England unter die Lupe nahm, ging eindeutig hervor, daß zwischen Zubereitung und Ablieferung ein hoher Vitamin-C-Verlust eintrat. Die Hälfte der Mahlzeiten wies lediglich noch 25 % der von den englischen Gesundheitsbehörden empfohlenen Tagesmenge Vitamin C auf, und diese liegt in England noch niedriger als in der Bundesrepublik Deutschland.

Wenn derartige Fertigmahlzeiten – bei uns z. B. das »Essen auf Rädern« – den älteren Menschen die Möglichkeit geben, einmal am Tag eine regelmäßige Mahlzeit einzunehmen, dann ist es bitter genug, wenn dabei ein ausreichendes Vitamin-C-Angebot auf der Strecke bleibt. Im Gegensatz dazu fand eine US-Untersuchung bei 270 alleinlebenden älteren Menschen heraus, daß nur 2 % der im Bundesstaat Neu-Mexico lebenden, untersuchten Personen an Vitamin-C-Mangel litten. Von ihnen hatten allerdings über die Hälfte regelmäßig zusätzlich Ascorbinsäure eingenommen.

Bei älteren Menschen wird sehr oft eine Eisenmangelanämie festgestellt, die z. B. zu Gedächtnisverlusten, zu Mattigkeit, vorzeitigen Energieeinbußen und gestörter Durchblutung führt. Die Blutarmut kann auf einem geringen Vitamin-C-Blutserumspiegel beruhen, denn das in Obst und Gemüse angebotene Eisen wird im Organismus nur dann richtig verwertet, wenn die Billionen Zellen ausreichend mit Vitamin C abgesättigt sind. Bei der Eisenmangelanämie älterer Menschen kann ebenso ein Vitamin-A-Mangel vorliegen, da dieser Vitalstoff für den Transport von Eisen zwischen den Körpergeweben benötigt wird. Weiterhin kommt für das Symptom der Eisenmangelanämie älterer Menschen ein geringer Fleischverzehr in Frage. Notwendiges Eisen wird an sich mühelos aus Fleisch aufgenommen. Beim älteren Menschen fehlen häufig neben den Vitaminen C und A die der B-Gruppe, und Frauen leiden häufig unter einer Vitamin-D-Unterversorgung. Vitamin-B-Mängel sind bei älteren Menschen, die in Heimen leben, weitverbreitet. Eine Unterversorgung beruht auf der ungenügenden Konzentration der Vitamine B_1, B_2, B_6 und Folsäure in den Nahrungsmitteln, einer geminderten Resorption und der Zerstörung des Vitalstoffangebotes durch langanhaltendes Aufwärmen der Speisen. Wer unzulänglich mit frischen Gemüsen versorgt wird, kann nicht nur in eine Vitamin-C-, sondern auch in eine Vitamin-A-Unterversorgung hineingeraten, und wenn zu wenig Sonnenlicht an die unbekleidete Haut gelangt, stellt sich ein Vitamin-D-Mangel ein.

Die genannten Mängel treffen häufig auf den älteren Menschen zu.

XVI Vitamin C – ein persönlicher Umweltschutz

Es gibt eine große Anzahl von Berichten und Studien darüber, daß Vitamin C auf mindestens 50 organische und anorganische Umweltschadstoffe und -gifte reagiert, diese angreift und in ihren toxischen Auswirkungen abschwächt. Das Vitamin C oder die Ascorbinsäure verbinden sich mit Abfallprodukten und Toxinen im Körper, neutralisieren sie und machen sie ausscheidungsfähig. Zu den Giften und Schadstoffen, auf die das Vitamin C wie ein wachsamer Polizist reagiert, gehören Kadmium und Blei, Quecksilber und Benzol, Arsen und Chrom, Zyanid, Kohlenmonoxid, Ozon, Vinylchlorid, PCB (Polychlorierte Biphenyle), Spinnen- und Insektengifte sowie virale und bakterielle Gifte. Jede Umwelt- und Fremdsubstanz, die Ihren Körper bzw. die Blutbahn erreicht und in Zellen und Gewebe eindringt, wirkt mehr oder weniger toxisch. Da wir Bewohner der Industrienationen in zunehmendem Maße Schadstoffen aus der Atemluft, der Nahrung, dem Trinkwasser und selbst aus unserer nächsten Umgebung – den Wohnungen und Büroräumen (als sogenannte Wohngifte) – ausgesetzt sind, wird unser Körper ständig, wenn auch nur in geringen Dosen, mit zellschädigenden Substanzen konfrontiert. Selten wirken diese Gifteinflüsse sofort, indem sie körperliches Mißbehagen wie Kopfschmerzen, Übelkeit, Asthma oder Atemnot und Hautreaktionen hervorrufen. Jedoch addieren sich die kleinen Mengen untereinander, manche potenzieren sich in ihren Auswirkungen auf den sensiblen Haushalt der Körperzellen. Zumeist kommt die Quittung erst viel später. Wir spüren sie durch die Ausbildung von Krankheiten vielfältiger Art. Kleinkinder und ältere Menschen, die schwächsten in unserer Gesellschaft, spüren im allgemeinen als erste die Auswirkungen der Umweltbelastungen.

● Für die vielfältigen Umweltgifte gilt, daß sie unklare und unspezifische Symptome auslösen.

Die Umweltexperten Uwe Lahl und Barbara Zechmar/Bremen schreiben, daß damit zu rechnen sei, daß viele chronische Vergiftungen nicht als solche erkannt werden oder als Erkrankungen mit anderen Ursachen angesehen und behandelt würden. Erschwerend wirkt sich nach Auskunft der Umweltforscher die Tatsache aus, daß keines der ca. 50 000 bislang bekannten Umweltgifte allein auftritt und in den menschlichen Organismus gelangt.

So erzeugen u. a. Blei, Kadmium, Schwefeldioxid und Dioxin – selbst in geringen Spuren – bisher noch unbekannte, sich untereinander addierende Auswirkungen.

Der bekannte Emissionsforscher Prof. Dr. Hans-Werner Schlipköter/Düsseldorf erwähnt die synergistische, d. h. gemeinsam verstärkende Wirkung verschiedener Schadstoffe und warnt davor, daß eine »Kombination von Schwefeldioxid mit den übrigen Luftschadstoffen zu einer Wirkungssteigerung auf das Fünf- bis Zehnfache« führt.

Eine Vielfalt von Beobachtungen und Rückschlüssen beruhen noch immer auf Vermutungen. In diesem Zusammenhang veröffentlichte ein großes deutsches Magazin die Ergebnisse einer Analyse von Prof. Dr. Hermann Beckenkamp, die zusammengefaßt zu dem Schluß kommt, daß es »zweifelsfrei feststeht, daß rein zufällig erscheinende Verteilungsmuster von Lungen- und Blutkrebs und Waldsterben entlang der Industrieschiene um Saarbrücken und Völklingen einen Ursachen-Wirkungs-Mechanismus bzw. -Zusammenhang bilden«.

Prof. Beckenkamp sagte unmißverständlich, daß »sowohl Waldsterben als auch Krebsverteilung Folgeerscheinungen der Luftverunreinigung sind«. Zwischenzeitlich soll nach neuesten Berichten jeder zweite Baum auf dem Boden der Bundesrepublik Deutschland erkrankt sein, und gleichzeitig sind pro Jahr 160 000 Tote durch Krebserkrankungen zu beklagen.

Prof. Dr. Gerhard Siemon, Chefarzt der Fachklinik Donaustauf, äußerte in diesem Zusammenhang, daß Schadstoffe, die das Baumsterben verursachen, zugleich »Gifte für unsere Bronchialbäume« sind. In diesem Bericht heißt es, daß der saure Regen die Pflanzenverfügbarkeit des im Ackerboden gespeicherten Kadmiums zur Folge haben könnte. Diese Vermutung wäre u. a. eine Begründung dafür, daß bereits 10 000 bis 100 000 Bundesbürger an kadmiumbedingten Nierenfunktionsstörungen leiden.

Würden Sie, liebe Leser, Abgeschlagenheit und Appetitlosigkeit als Antwort Ihres Körpers verstehen, der mit zu hohen Bleikonzentrationen aus der Umwelt belastet ist? Ähnlich liegt die Geschichte bei dem so alltäglichen Übel wie der Stuhlverstopfung, das allein etwa 7 Millionen Menschen in der Bundesrepublik plagt. Sicher kann nicht für alle Mißempfindungen dieser Art die Umwelt verantwortlich gemacht werden. Aber die wenigsten Ärzte wissen, daß der Umweltschadstoff Blei Verdauungsprobleme auslösen kann, und selbst in großen Kliniken finden Untersuchungen der Bleikonzentration nicht statt. Die medizinische Forschung muß sich rasch und intensiv mit der Forderung auseinandersetzen, die Auswirkungen der Umweltschadstoffe auf den menschlichen Organismus zu klären und gleichzeitig Möglichkeiten aufzeigen, wie den fortschreitenden Vergiftungen der Zellen und Gewebe vorbeugend und heilend zu begegnen sein soll. Die Gesundheitsbehörden und die Forschung müssen z. B. Aufklärung darüber geben, welche Menge des verheerenden Giftes Dioxin im menschlichen Körper Schäden hervorruft und unter Umständen Mißbildungen der Nachkommenschaft oder andere schwerwiegende genetische Veränderungen in den Zellen auslösen. Wir können uns nicht damit begnügen, daß die US-Umweltschutzbehörde EPA und das Gesundheitsministerium gleichermaßen befunden haben, daß das Dioxin in aller Welt als »der giftigste Stoff« gilt, der je synthetisiert wurde, ohne etwas Wirksames dagegen zu tun.

Sie kennen, liebe Leser, den Begriff Smog, jenes chemische Gemisch aus Ozon und anderen Substanzen der Umwelt, das uns nur schwer atmen läßt und Husten, Kopfschmerzen, Übelkeit und Bronchitis hervorrufen kann und unseren Körper mit seinen Billionen Zellen in einen »Sauerstoffnotstand« versetzt. Als über der Stadt Tokio noch eine undurchdringliche Smogglocke hing, wurden sogenannte Sauerstofftankstellen im Stadtzentrum eingerichtet, um schweratmenden Bürgern zu helfen. Es waren in erster Linie ältere Menschen, die diese Einrichtungen nutzten. Es sei nur nebenbei bemerkt, daß der Smog über Tokio der Vergangenheit angehört. Das 120-Millionen-Volk der Japaner wurde zum »umweltpolitischen Schrittmacher« (Bundesverband Bürgerinitiativen Umschutz).

Neben älteren Menschen leiden Säuglinge und Kleinkinder unter den Auswirkungen des Smogs. Ihr zartes Lungengewebe besitzt noch nicht genügend Abwehrkräfte gegen die Luftverschmutzung. Die Jüngsten reagieren mit Bronchitiden und Pseudo-Krupp. Nach Schätzungen des Rechtsmediziners Althoff fallen in der Bundesrepublik jährlich 2000 Kleinkinder der Erkrankung Pseudo-Krupp zum Opfer. Es gibt im übrigen Fachleute, die eine sehr hohe Dunkelziffer vermuten und mit 4000 Todesfällen jährlich rechnen, die durch den *cott death* oder das *sudden infant death syndrom* (SIDS) sterben.

Mit Ozon, einer Hauptsubstanz des gefährlichen Smogs, haben Wissenschaftler im Tierversuch gearbeitet und eine erstaunliche Feststellung gemacht. Labormäuse wurden Ozoneinwirkungen ausgesetzt, sie mußten das Gemisch einatmen. Daraufhin war der Vitamin-C-Gehalt im Lungengewebe bis zu 50 % herabgesetzt. Das Forscherteam stellte fest, daß zusätzliche Vitamin-C-Gaben in der Nahrung einen Lungenschaden unter Smogeinfluß verhindern können, der durch das Einatmen von Ozon verursacht wird *(Chemico-Biological-Interact,* Band 30, Nr. 1/1980).

Wenn dieses Beispiel auch nur einen geringen Beitrag zur Thematik leistet, so macht es doch zumindest klar, in welcher Weise das Vitamin C gegen die Gefahren der Umwelt aktive Hilfe anbieten kann.

Gifte, die in unsere Zellen und Gewebe eindringen, dürfen sich dort möglichst nicht einlagern. Mit dem geringen Vitamin-C-Angebot einer Durchschnittskost, die uns vor Mangelkrankheiten gerade eben bewahrt, ist aktiver Umweltschutz von innen nicht möglich. Wir benötigen dafür eine Nahrungsaufbesserung durch Ascorbinsäure, die sich nach unseren individuellen Lebensbedingungen richten muß. Wenn etwa 10 Milligramm Vitamin C pro Tag uns vor aufgequollenem, blutenden Zahnfleisch und weiteren skorbutähnlichen Mangelerscheinungen bewahren, so kann nicht das Doppelte und Dreifache, sondern eher das Zehnfache dieser Menge an Vitamin C einen wirksamen Umweltschutz für den gefährdeten Organismus bieten.

Eine Sonderstellung nehmen im Kreise der Umweltschadstoffe die Polychlorierten Biphenyle (PCB) ein. Die chemische Substanz wurde erstmals im Jahre 1927 hergestellt und – das ist das Außerordentliche an ihr – sie widersteht ätzenden Säuren und größter Hitze. PCB, so weiß man heute, können jahrzehntelang unbeschadet und unveränderbar in unserer Umwelt bleiben, und sie tun es leider Gottes auch. Die Polychlorierten Biphenyle gelten als die verbreitetsten Umweltschadstoffe, die selbst im ewigen Eis der Antarktis oder auf dem Grund der Weltmeere auffindbar sind. PCB wirkt in kleinsten Mengen gesundheitsschädigend. Geringe Konzentrationen haben zu Krankheitsbildern und Mißempfindungen wie Übelkeit und Appetitlosigkeit, Hautverfärbungen und starker Akne, Unterleibsbeschwerden, Zystenbildung, Blutbeimischungen im Urin, hochgradiger körperlicher Erschöpfung bis hin zu Impotenz und Unfruchtbarkeit geführt.

Es wird bereits heute davon ausgegangen, daß über 90 % der amerikanischen Bevölkerung »nachweisbare Mengen an PCB in ihren Fettgeweben gespeichert haben«. Es handelt sich dabei um Konzentrationen, die häufig bei 10 ppm (Teile auf eine Million) liegen. Dr. L. Crawford von der *Food and Drug Administration* (diese US-Behörde sorgt für die zuverlässige Einhaltung der Schadstofftoleranzen in Nahrungs- und Heilmitteln) meint, daß die Probleme mit »PCB noch zunehmen werden«.

Der Mediziner führt weiter aus: »Da wir ständig geringen Mengen an PCB ausgesetzt sind, und da diese Substanzen sich im Körper ansammeln, wird der PCB-Gehalt im Körper in Zukunft zunehmen. Ich möchte etwa eine Menge von 50 ppm im menschlichen Körpergewebe voraussagen. Das dürfte noch keine akute Erkrankung bewirken.« Aber, so warnt Dr. Crawford, »dies könnte viele chronische Auswirkungen haben, von denen wir heute noch gar nichts ahnen«.

Es ist im Hinblick auf das superresistente Gift PCB wichtig, Schutzmaßnahmen zu kennen und nicht fatalistisch abzuwarten, bis sich von seiten der Regierung, der Industrie oder der Ärzteschaft etwas rührt.

● Das Vitamin C, die Ascorbinsäure, kann vor den Auswirkungen der Polychlorierten Biphenyle (PCB) schützen!

Ein Forscherteam fütterte im Rahmen einer Vitamin-C-Studie Versuchstiere mit PCB. Die jungen Tiere wurden mit hohen Dosen des Giftes konfrontiert. Das Ergebnis war: Das Wachstum der Tiere war ausgesprochen kümmerlich und ihre Cholesterinspiegel im Blutserum waren extrem erhöht. Es ist bekannt, daß PCB den Fettstoffwechsel auch beim Menschen nachhaltig stört. Die Versuchstiere schieden im Vergleich zu denjenigen, die unter normalen Bedingungen lebten, bis zu 44mal mehr Vitamin C mit dem Urin aus. Das Forscherteam glaubte darin einen Versuch des tierischen Organismus festzustellen, sich möglichst rasch und nachhaltig von den PCB-Belastungen zu befreien. Im Rahmen einer weiteren Studie fütterten Wissenschaftler junge Versuchstiere sowohl mit PCB als auch mit Vitamin C. Die Tiere wiesen daraufhin einen normalen Cholesterinspiegel und ein gesundes Wachstum auf. Sie wirkten im Gegensatz zu den kränklichen Tieren, die mit PCB ohne Vitamin C gefüttert worden waren, »äußerlich normal«. (*Nutritional Reports International*, Februar 1977).

XVII Nitrat und Nitrit und das Vitamin C

Nitrat und Nitrit sind chemische Substanzen, die uns im Alltag ständig und überall begegnen. In Form von Konservierungs- und Farbstoffen, in Wurst und Fleisch, in Speck und Schinken nehmen wir mit unserer täglichen Nahrung, zumeist unbemerkt, zwei Chemikalien auf, die unserem Körper Schaden zufügen. Nitrat verbindet sich in der Natur zu Nitrit und Nitrit seinerseits sucht die Verbindung mit Aminen. Das sind basische, mit bestimmten Säuren Salze bildende Verbindungen. Auf diese Weise entstehen Nitrosamine, die als stark krebserregend gelten. Diese Nitrosamine bilden sich z.B. in konservierten Fleischwaren vielfältiger Art, in Alkohol und Fisch sowie im Zigarettenrauch.

● Es konnte eindeutig festgestellt werden, daß Vitamin C die Bildung der stark krebserzeugenden Nitrosamine im Magen verhindert, zumindest mildert.

In »Krebsforschung heute – Berichte aus dem Deutschen Krebsforschungszentrum 1983« heißt es: »Die Nitrosamine – chemische Substanzen, die durch Reaktionen von Nitrit mit sekundären Aminen in der Umgebung des Menschen entstehen können – gehören neben den aromatischen Kohlenwasserstoffen, aromatischen Aminen und Stoffwechselprodukten von Schimmelpilzen (Aflatoxinen) zu den stärksten krebsauslösenden Substanzen (Karzinogenen), die wir kennen. Die rasche Entwicklung der analytischen Methoden, führte zum Nachweis in einer Reihe von Nahrungsmitteln und technischen Produkten. Da Nitrosamine bei vielen Tierarten (bis heute ist dies bei 39 Tierarten bewiesen) bei chronischer Einwirkung Krebs hervorrufen können, ist mit hoher Wahrscheinlichkeit anzunehmen, daß der Mensch keine Ausnahme darstellt. Zwei akute Vergiftungsfälle beim Menschen durch Nitrosamine zeigen, daß sich die pathologischen Veränderungen in der Leber beim Menschen von denen bei Tieren – nach

Verabreichung des gleichen Nitrosamins – nicht unterscheiden.«

Es tauchen zunehmend und weltweit Beweise dafür auf, daß das Vitamin C als echter Nitrosamin-Hemmer zu betrachten ist. Im Jahre 1972 kam ein Forscherteam unter Leitung von Dr. S. Mirvish vom »Eppley-Institute for Research in Cancer« in Omaha/Nebraska zu der Erkenntnis, daß sich Vitamin C mit Nitrit verbindet, sich der Vitalstoff bei diesem Vorgang verbraucht und die Ausbildung von Nitrosaminen unmöglich macht. Dr. S. Mirvish glaubt, daß Nahrungsmittel oder Medikamente, alkoholische Getränke oder Zigaretten, die Nitrit enthalten, möglichst immer und gleichzeitig mit Vitamin C aufgenommen bzw. genossen werden sollten, um die Bildung von gefährlichen Nitrosaminen zu verhindern (*Science*, 7.7.1972).

Dieser Hinweis ist für unsere Gesundheit und deren Erhaltung bis ins hohe Alter sowie für die persönliche Krebsvorsorge von großer Wichtigkeit. Vitamin-C- und nitrithaltige Nahrungsmittel sollten sich gleichermaßen und zur gleichen Zeit im Magen befinden, um gesundheitsschädigende Umwandlungsprozesse nicht zustande kommen zu lassen.

Dr. J. Weisburger, er untersuchte die Wirkung von Nitrosaminen im Hinblick auf die Krebsentstehung, führt aus: »Die Nahrung verbleibt 2-3 Stunden im Magen. Daher wäre es möglich, um 7.00 Uhr morgens ein Glas Orangensaft zu trinken und um 8.00 Uhr mit Nitrit behandelte Nahrungsmittel zu sich zu nehmen, aber beides sollte nicht in zu großem Zeitabstand aufgenommen werden.« Dr. Weisburger führt weiter aus: »Vitamin C sollte entweder der Nahrung zugesetzt werden oder Bestandteil der Mahlzeit sein.«

Machen Sie es sich zur Gewohnheit, wenn Sie Schinken, Frühstücksspeck oder andere gepökelte Fleischwaren essen, immer Vitamin C in Form von frischen Salaten, Fruchtsäften oder als Ascorbinsäure zu sich zu nehmen. Im übrigen raten inzwischen auch deutsche Wissenschaftler zu dieser krebsvorbeugenden Möglichkeit, wenn Pökelsalze mit Nahrungsmitteln aufgenommen werden. In diesem Zusammenhang wird von Vitamin-C-haltigem frischem Obst und Gemüse, aber auch von Ascorbinsäure-Präparaten gesprochen. Ein Hinweis auf die Wirksamkeit von Vitamin C hinsichtlich der Bekämpfung von Nitrosaminen ist kanadischen Untersuchungen zu entnehmen. Es ließ sich im Stuhl gesunder Menschen mit einem völlig normalen gemischten Kostangebot das krebserregende Nitrosamin aufspüren. Es handelte sich um die mit der Nahrung in den Organismus gelangten Nitrosamine und andererseits um solche, die im Magen entstanden waren. Das tägliche Angebot zu den Mahlzeiten von viermal 250 mg Vitamin C bewirkte eine etwa 50%ige Verringerung der im Stuhl ausgeschiedenen Nitrosamine, da diese offensichtlich an ihrer Entstehung im Magen gehindert worden waren. Es wurde ferner festgestellt, daß sich bei einem täglichen Angebot von 3 Gramm Ascorbinsäure Dickdarmpolypen zurückbildeten. Diese gelten als Vorstufen von bösartigen Geschwulstbildungen.

Das Vitamin C kann in der Verhinderung von Nitrosaminen aus Nitrat und Nitrit mit Sicherheit eine Menge tun. Bei der Inaktivierung von Nitrosaminen hat sich neben dem wasserlöslichen Vitamin C das fettlösliche Vitamin E bewährt, so daß dieser gemeinsamen Wirkweise noch einige Zeilen gehören sollten.

Amerikanische Studien zeigten sowohl die nitrosaminhemmende Wirkung von Vitamin C, als auch die von Vitamin E auf. So wiesen z. B. Schinkenproben, die bei der Herstellung mit Spritzlack und Vitamin E versetzt wurden, nach dem Braten keinen Nitrosamingehalt auf, während deutliche Nitrosaminspuren in den Schinkenproben nachgewiesen werden konnten, denen das Vitamin E fehlte. Eine Kombination der Vitamine C und E gilt als optimaler Schutz gegen die Bildung krebserregender Nitrosamine. Der amerikanische Forscher Dr. Steve Tannenbaum bezeichnete anläßlich einer Tagung von Krebsforschern in New York die Vitamine C und E als »wichtige, krebshemmende, natürliche Stoffe.«

Eine Vielfalt von Lebensmitteln liefern uns Nitrat z. B. aus Düngungsrückständen. Diese sammeln sich ebenso in unserem Trinkwasser. Ich möchte Sie liebe Leser nicht erschrecken, aber selbst wenn von offizieller Seite das Trinkwasser der Bundesrepublik als absolut gesundheitsunschädlich bezeichnet wird, so darf eine andere Forderung nicht unter den Tisch gekehrt werden. Sie stammt von Bundesinnenminister Dr. Zimmermann, der nachdrücklich mahnte, die Nitratkonzentrationen des Trinkwassers zu senken. Nur niedrig angesetzte Grenzwerte, z. B. weniger als 10 mg Nitrat pro Liter Wasser, garantieren eine hinreichende Sicherheit für die Zubereitung von Säuglingsnahrung. Aus diesem Grunde hat Norwegen seine Nitratgrenzwerte für Trinkwasser bei 10 mg pro Liter festgelegt. Die Schweiz hält 40 mg pro Liter für die oberste Grenze, während in der Bundesrepublik Deutschland bis zu 90 mg pro Liter toleriert werden. Es wird inzwischen angenommen, daß mehr als 10 % der Wasserwerke die festgelegten Grenzwerte der Nitratbelastung nicht mehr einhalten können.

Prof. Dr. H. Vogtmann/Gesamthochschule Kassel forderte kürzlich, anläßlich eines Kongresses, dem »kostbaren gut Wasser« alle erdenkliche Hilfe zu geben, da wir sonst in eine Wasserkrise hineingeraten. Im Jahre 1983 wurden z. B. im Landkreis Vechta 7000 Privatbrunnen im Hinblick auf ihre Wasserqualität überprüft. Das Ergebnis war: von 35 000 Bewohnern, die sich aus eigenen Brunnen versorgten, trank fast die Hälfte mit Nitrat verseuchtes Wasser.

Wenn Sie sich vor krebserregenden Nitrosaminen schützen wollen und den Gehalt an Nitrat und Nitrit in Ihrer Nahrung und dem Trinkwasser nicht kennen, so steht Ihnen als wirksamer Gegenspieler das Vitamin C bzw. die Ascorbinsäure zur Verfügung. Sie halten eine Chance, gesünder zu leben, in Ihren eigenen Händen.

XVIII Der Krebs und das Vitamin C

Weltweit wird fieberhaft nach Möglichkeiten gesucht, das Krebsgeschehen mit biologisch sanften Heilweisen zu beeinflussen. So bemüht sich die medizinische Forschung auch, die Wirkung von Vitamin C auf das Tumorwachstum bzw. auf die Entwicklung von Krebszellen zu dokumentieren. *Cancer Research* veröffentlichte im April 1980 die Ergebnisse einer Studie des medizinischen Zentrums der Universität von Kansas. Demnach behindert das Vitamin C das Wachstum bestimmter Leukämiezellen (Blutkrebszellen). Die Wissenschaftler entnahmen für ihre Studie von 28 Leukämie-Patienten Zellen aus dem Knochenmark und setzten für jeden dieser Patienten eine Zellkultur an. Durch die Zugabe von Vitamin C konnte bei sieben dieser Zellkulturen ein deutlicher Rückgang der Anzahl der Leukämiezellen festgestellt werden. Medizinforscher in Frankreich und Texas berichteten, daß es dem Vitamin C gelingen kann, das Wachstum einer anderen Krebsart deutlich zu veringern. Es handelt sich dabei um das gefährliche Melanokarzinom (Hautkrebs). Zu diesem Zweck entnahmen die Wissenschaftler von Labormäusen sowohl gesunde als auch wuchernde Krebszellen. Sie teilten diese auf zwei verschiedene Zellkulturen auf und gaben Ascorbinsäure hinzu. Die Hautkrebszellen wuchsen unter dem Einfluß von Ascorbinsäure um etwa 50 % langsamer und im gleichen Maße wurde die Lebensfähigkeit der Zellen vermindert. »Das Vitamin C behindert mit größter Wahrscheinlichkeit das Wachstum wuchernder Krebszellen und das erklärt vielleicht einige der krebshemmenden Wirkungen von denen berichtet worden ist.« (*Nature*, April 1980)

Ähnliche Erfahrungen dokumentierte auch Dr. Linus Pauling, der nimmermüde Verfechter und Vorkämpfer für die Vitamin-C-Prophylaxe. Selbst wenn sein Hauptgebiet die wirkungsvolle Vorbeugung von Erkältungs- und Grippeerkrankungen durch Vitamin C sind, so hat er sich gemeinsam mit dem schottischen Chirurgen Dr. E. Cameron auch unheilbar kranker Krebspatienten angenommen. Durch die tägliche Gabe von hohen Vitamin-C-Dosen war es möglich, den krebskranken Menschen »viele kostbare Tage und manchmal sogar Jahre zu schenken zu können«.

Die Mediziner Pauling und Cameron studierten während einer fünf Jahre währenden Untersuchung 100 unheilbar kranke Krebspatienten. Sie gaben ihnen Vitamin C und verglichen die Ergebnisse mit 1000 Patienten in der gleichen Situation, die kein Vitamin C erhielten. Die Ärzte gingen äußerst sorgfältig vor, denn jeder Krebspatient mit Vitamin C wurde mit zehn Kontrollpatienten ohne Vitamin-C-Zusätze des gleichen Geschlechts, vergleichbaren Alters und ähnlicher Tumorerkrankung dokumentiert. Die Krebskranken erhielten dabei über zehn Tage 10 Gramm (10 000 mg) Vitamin C intravenös, und nach Ablauf dieser Zeit wurde die gleiche hohe Dosis oral verabreicht. Die Auflistung der einzelnen Beobachtungen an Patienten, die Vitamin C in hohen Dosen erhielten, spricht eigentlich für sich. Es lebten demnach in der Gesamtübersicht diejenigen Krebspatienten mit Vitamin C »bis zu viermal so lange« wie die ohne Vitamin C. Als austherapiert bezeichnete, d. h. unheilbar kranke Lungenkrebspatienten überlebten durchschnittlich 3,53mal mehr Kranke der Gruppe mit Vitamin C als ohne diese Behandlung. Bei Magenkarzinom-Patienten liegt die vergleichbare Zahl bei 2,61 und Blasenkrebs-Patienten überlebten 4,49mal länger im Gegensatz zu der Kontrollgruppe ohne Vitamin-C-Therapie.

Eine sogar um das fünffache angehobene Überlebenszeit wurde bei Nierenkrebskranken dokumentiert, und brustkrebskranke Frauen konnten 5,75mal länger leben. Darmkrebskranke, die in der Studie erfaßt wurden, überlebten mit Vitamin-C-Gaben durchschnittlich 7,6mal länger als Patienten der Kontrollgruppe mit dem gleichen Leiden, aber ohne Vitamin C. Eine Reihe der mit hochdosierter Ascorbinsäure versorgten Schwerkranken litt weitaus weniger unter Schmerzen, und sie benötigten deshalb geringere Dosierungen schmerzstillender Präparate. Außerdem wird zum Abschluß der Studie zusammenfassend gesagt: »Sie lebten nicht nur länger, sie empfanden ihr Leben auch lebenswerter.« (*Proceeding of the National Academy of Science,* Oktober 1976).

Ich meine, daß die bislang veröffentlichten Forschungsergebnisse angesichts unserer Krebssituation keineswegs zur Euphorie Anlaß geben, aber doch hoffnungsvoll stimmen und jeden beeindrucken, der sich für eine sanftere Krebstherapie Fortschritte wünscht. Eine offizielle Stellungnahme aus Expertenkreisen der Bundesrepublik hinsichtlich der Vitamintherapie im Krebsgeschehen lautet kurz und knapp:

»Derzeit gilt für das Vitamin A die gleiche Bewertung wie für das Vitamin C. Ein experimenteller Therapieanlaß, der es wert ist, verfolgt zu werden, der allerdings heute noch nicht als fundierte Vorbeugung und Therapiemaßnahme gelten kann.«

Dieser Bewertung sei ein Satz von Prof. Dr. Douwes gegenübergestellt. Er ist ärztlicher Direktor der Krebsnachsorge-Klinik in Bad Sooden-Allendorf:»Auch wenn über den Anti-Krebs-Effekt des Vitamin C noch recht spärliche Ergebnisse zur Verfügung stehen, so sprechen doch einige theoretische Erwägungen dafür. Dazu zählt sein möglicher Einfluß auf die Erhaltung der inneren Zellstruktur (intrazelluläre Matrix), die Förderung immunologischer Mechanismen und die Abkapselung von Tumoren, sowie sein antioxidativer Effekt.«

Es ist heute mit an Sicherheit grenzender Wahrscheinlichkeit davon auszugehen, daß ein mit essentiellen Nährstoffen gut versorgter und nicht mit Luxuskost überfütterter Mensch eine gute Chance besitzt, Abwehrkräfte gegen bösartige Geschwulstbildung zu entwickeln. In welcher Weise ein angepaßtes Nahrungsangebot das individuelle Krankheits- und Gesundheitsgeschehen beeinflußt, wird noch längst nicht genügend verstanden. In Fachkreisen ist man sich nahezu einig darüber, daß ein hoher Fettverbrauch die Anhebung der Brustkrebserkrankungen nach sich zieht. Japanerinnen, die auf Grund ihrer Essensgewohnheiten einen niedrigen Fettverzehr haben, erkranken nach neuesten statistischen Berechnungen, fünfmal weniger häufig am Mammakarzinom als z. B. Frauen in den USA. Andere Erhebungen unter verschiedenen Bevölkerungsgruppen lassen den Rückschluß zu, daß zwi-

schen überhöhtem Fettkonsum und Darm- sowie Prostata-
krebs enge und unübersehbare Bezüge zu beobachten sind. Im
übrigen konnten Tierversuche diese Beobachtung bestätigen.
Auf Grund weiterer Studien in Brasilien und Taiwan wurden
die Zusammenhänge zwischen reichlichem Fettkonsum, Über-
gewicht und Brustkrebs eindeutig nachgewiesen.

Aus Hongkong stammt eine Vergleichsstudie, die drei unterschiedliche, sozialökonomisch verschiedene Gruppen auf den
Fettverzehr und das Krebsrisiko hin untersuchte.

In der wohlhabenden Schicht wurden doppelt so viele
Todesfälle durch Magen- und Darmkrebs gezählt, wie bei der
ärmsten Gruppe mit dem niedrigsten Kalorienangebot. Die
Auswertung der Aufnahme von Kalorien und Fett legt jedoch
nahe, daß der Fettverbrauch im Hinblick auf die Krebsent-
wicklung schwerer wiegt, als die Tendenz lediglich zu viel und
zu reichlich zu essen. Eine Reihe von Wissenschaftlern hat die
Schuld für das Auftreten von Brust-, Gebärmutterhals-, Pros-
tata-, Bauchspeicheldrüsen-, Magen- und Darmkrebs sowie
für das Nierenkarzinom bei der überhöhten Zufuhr von Nah-
rungseiweiß gesucht. Die bisherigen Untersuchungen weisen
aber keine Rückschlüsse auf die Richtigkeit der Vermutungen
auf. Möglicherweise – so wird angenommen – handelt es sich
um die hohen Anteile versteckter Fette im Fleisch und nicht
um das Eiweißangebot, das von der Bevölkerung mit Fleisch
als tierisches Eiweiß konsumiert wird.

Selbst den Kohlenhydraten hat man eine krebsfördernde
Wirkung untergeschoben. Denkbar wäre natürlich, daß ein
übermäßiger Konsum an leeren Kohlenhydraten in Form von
Weißbrot und Kuchen sowie Weißzucker und Süßigkeiten zur
Entstehung des Übergewichtes beiträgt, das schließlich wieder
mit der Krebsentstehung in einen engen Bezug gebracht wird.
Die Experten haben aber auch hier noch zu keinem endgülti-
gen Schluß gefunden.

Ein überreichlicher Alkoholkonsum, vor allem wenn er
gemeinsam mit starkem Nikotinverbrauch auftritt, wird mit
Zungen- und Kehlkopfkrebs in eine deutliche Wechselbezie-
hung gebracht. Außerdem kann zwischen dem Auftreten von

Leberkrebs und überhöhtem Alkoholgenuß eine direkte Verbindung angenommen werden. Augenblicklich besteht aber noch keine eindeutige Klarheit darüber, ob Alkoholgenuß den Krebs direkt auslöst oder krebserregende Substanzen stimuliert.

Weiterhin wurde die Überlegung in Erwägung gezogen, ob der zumeist extrem schlechte Ernährungszustand von starken Trinkern (Vitamin- und Mineralstoffmangel) zu dem Auftreten von Krebserkrankungen im Kopf- und Halsbereich führt.

Abgesehen von diesen Überlegungen im Zusammenhang zwischen Ernährung und Krebsentstehung, gibt es noch die Vermutung, daß Substanzen in bestimmten Lebensmitteln, wie z. B. Aflatoxine, ein Produkt von Schimmelpilzen, direkt krebserzeugende Wirkungen ausüben. Auf Nitrat und Nitrit wurde bereits in einem eigenen Kapitel eingegangen. Es sei aber hier noch einmal erwähnt, daß der reichliche Verzehr gepökelter, in Salzlake eingelegter, marinierter und geräucherter Fisch- und Fleischprodukte die Krebsgefahr eindeutig erhöht, wenn nicht gleichzeitig Vitamin C zur Verfügung steht. Der sehr niedrige Verbrauch von Zitrusfrüchten und anderen frischen Obstsorten sowie die kaum genutzte ascorbinsäurehaltige Nahrungsaufbesserung führt zur Ausbildung von Magenkrebs. Auf Grund von Angaben des Nationalen Forschungsrates der USA wurde nachgewiesen, daß die Nachkommen von japanischen Auswanderern auf Hawai deutlich weniger unter Magenkrebs zu leiden hatten, als ihre Landsleute in der Heimat. Der bemerkenswerte Rückgang ist auf die Veränderung der Essensgewohnheiten zurückzuführen. Die japanische Küche mit ihrem traditionell reichen Angebot an in Salzlake eingelegten, gepökelten und geräucherten Speisen wurde auf ein reichhaltiges Obst- und Gemüseangebot unter Verzicht auf gepökelte und gesalzene Speisen umgestellt.

Der Nationale Forschungsrat der USA empfiehlt wohlweislich keine Anti-Krebs-Diät, die es in diesem Sinne auch gar nicht geben kann. Er formulierte beachtenswerte Richtlinien auf Grund der bislang erarbeiteten Ergebnisse. Sie zielen auf eine gesunde und angepaßte Ernährung ab und gelten somit für Gesunde, die gezielt Krebsvorbeugung betreiben wollen und für solche, die bereits mit der Krankheit leben müssen, die nach Operation, Bestrahlung und Chemotherapie in den seltensten Fällen ärztlicherseits Vorschläge für eine gesündere Ernährung erhalten. Diese Ernährungsratschläge sehen folgendermaßen aus:

● Die Zufuhr von Fett auf 30 % des Kalorienverbrauches zu beschränken (d. h. auf deutsche Verhältnisse umgesetzt: Den Fettverzehr von derzeit etwa 140–150 Gramm täglich auf 80-90 Gramm pro Tag zu reduzieren).

● Den Genuß gepökelter und in Salzlake eingelegter sowie geräucherter Nahrungsmittel strikt einzuschränken.

● Vermehrt faserreiche Getreideerzeugnisse (Vollkornprodukte) und weniger raffinierte Kohlenhydrate (Weißmehl und Weißzucker) zu konsumieren.

● Die täglichen Mahlzeiten mit dunkelgrünen und gelben Gemüsen sowie Zitrusfrüchten zu ergänzen, um eine ausgewogene Vitaminversorgung zu gewährleisten.

Ich möchte Ihnen noch den wichtigen Rat geben, pro Tag die Entschlackung der Billionen Zellen von Schadstoffen aus den körpereigenen Stoffwechselprodukten sowie aus der Umwelt mit einer Flüssigkeitszufuhr von 2–3 Litern gründlich anzuregen.

Wenn Sie z. B. Kräuter- und Früchtetee mit Ascorbinsäure anreichern und frische Frucht- und Gemüsesäfte zu sich nehmen, regen Sie die Schadstoffbeseitigung aus den Körperzellen intensiv an. Mineralwasser, Buttermilch, selbst gutes Leitungswasser tragen dazu bei, die Zellen sauber zu halten und die Nieren bei ihrer wichtigen Ausscheidungstätigkeit kräftig anzuregen.

Neben den Vitaminen C und E hat der Gehalt von Vitamin

A in den Nahrungsmitteln eine weitere wichtige Schutzwirkung. Ein besonderes Augenmerk gilt darum den grünen und gelben Gemüsen, deren Karotingehalt im Körper in Vitamin A umgewandelt wird. Reich an Vitamin A ist Vollmilch und Leber von Schlachttieren sowie Butter und Lebertran.

Eine 19 Jahre während Nachbeobachtungsstudie bei rund 2000 Männern aus Chicago bewies, daß bei denjenigen, die ein Lungenkarzinom ausbildeten, das Angebot an karotinhaltigen Gemüsen äußerst niedrig gewesen war. Eine ähnliche Wechselwirkung zwischen Vitamin A bzw. karotinhaltiger Kost und Lungenkrebs wurde auf Grund einer Studie mit mehr als 8000 Männern in Norwegen und etwa 16 000 Männern in England festgestellt.

Bei einer anderen Untersuchung, an der 374 Männer mit Kehlkopfkarzinom und demgegenüber 381 Kontrollpersonen teilnahmen, wurde festgehalten, daß die Gruppe der starken Trinker und Raucher doppelt so häufig vom Kehlkopfkarzinom betroffen waren, wenn ihre Ernährungsgewohnheiten einen Mangel an den Vitaminen C und A aufwiesen. Weiterhin zeigten die Studien auf, daß Patienten mit Speiseröhrenkrebs weniger Milch sowie grüne und gelbe Gemüse zu sich genommen hatten, als solche der Kontrollgruppe, die vom Krebs verschont blieben. Auch in diesem Falle wurde ein direkter Zusammenhang zwischen Vitamin-C-Mangel und häufigerer Krebsentstehung festgestellt. Das gleiche gilt für die Ausbildung von Magen, Darm- sowie Prostatakarzinomen.

Alles in allem ist nach den bisherigen Erfahrungen bei aller gebotenen Vorsicht wichtig: Die Ernährung übt in hohem Maße ihren Einfluß auf alle Körperfunktionen aus. Die positive Beeinflussung des körpereigenen Abwehrsystems kann die Bereitschaft zur Ausbildung bösartiger Geschwulsterkrankungen senken. Einen direkten Einfluß auf das Abwehrsystem übt das Vitamin C aus, indem es dafür sorgt, daß Antikörper gebildet werden und diese aktiv und widerstandsfähig bleiben.

XIX Die Bioflavonoide –
Unterstützung für Vitamin C

Neuerdings wird vom Vitamin C gemeinsam mit der Gruppe Bioflavonoide vom Vitamin-C-Komplex gesprochen, obwohl die Gruppe der Pflanzen- und Blütenfarbstoffe auch ganz offiziell als Vitamin P bezeichnet wird. Ganz gleich wem die Bioflavonoide zugeordnet werden, sie erfüllen einen bedeutenden Part in der Gesundheitsvorsorge.

Als die wichtigste Substanz dieser Gruppe gilt das Rutin und außerdem das Hespertin und das Quercetin. Diese Substanzen sind im Fleisch von Früchten anzutreffen, jedoch nicht in deren Saft. So enthalten z.B. die weißen Teile der Orangen- und Zitronenschalen reichlich Bioflavonoide. Sie sind weiterhin in grünem Paprika und schwarzen Johannisbeeren anzutreffen. Selbst wenn das Wirkungsspektrum der Blüten- und Pflanzenfarbstoffe noch längst nicht im einzelnen abgeklärt ist, so wissen wir heute:

● Die Pflanzen- und Blütenfarbstoffe setzen den Vitamin-C-Bedarf herab und heben dabei gleichzeitig die Wirksamkeit von Vitamin C im Organismus an.

Eine der Fähigkeiten der Bioflavonoide wird nach neuesten Forschungsergebnissen in ihrer Eigenschaft gesehen, die Widerstandskräfte der Kapillaren, der feinen Haargefäße, zu stärken. Sie unterstützen damit die Wirkung von Vitamin C, das ebenfalls für Festigkeit und Elastizität des etwa 100 000 km langen Kapillarsystems zuständig ist. Ich habe schon beschrieben, daß nur intakte Haargefäße eine optimale Durchblutung, d. h. eine ordnungsgemäße Nähr- und Sauerstoffversorgung des ganzen Körpers von Kopf bis Zeh gewährleisten und außerdem zur körpereigenen Abwehrstärkung beitragen. Jede Schadstoffeinwirkung, eine Fülle von Erkrankungen usw. schädigen das hochempfindliche menschliche Kapillarsystem.

● Die Bioflavonoide gehören ebenso wie das Vitamin C zu den wasserlöslichen Substanzen, und sie besitzen eine entzündungshemmende Wirkung.

Die Bioflavonoide hindern – ebenso wie das Vitamin C – das Blut daran, durch die Gefäßwände in das umliegende Gewebe auszutreten. Insbesondere das Rutin gilt als Substanz mit sehr hoher Wirkungsbreite in dieser Richtung. Das Rutin unterstützt die Heilung nach Strahlenschäden wie Röntgen oder Radium, zumindest haben das einige wissenschaftliche Untersuchungen klar festgestellt.

Allen Substanzen der Flavonoide wird die Eigenschaft zugesprochen, den Wundheilungsprozeß positiv zu beeinflussen. Ein Mangel an Pflanzen- und Blütenfarbstoffen soll Bindegewebsschwächen, Cellulite, die Ausbildung von Krampfadern und das Auftreten von Zahnfleischbluten begünstigen. Die Pflanzenfarbstoffe der roten Rübe, der Paprikaschoten, der Hagebutten sowie blauen Weintrauben, Heidelbeeren und schwarzen Johannisbeeren verbessern die Zellatmung im Organismus und regen damit die Sauerstoffversorgung in den Körpergeweben an. Die Sauerstoffversorgung des Organismus, der sogenannte energetische Status, gibt Aufschluß darüber, wie die Zellatmung funktioniert. Aus diesem Grunde könnten die Pflanzen- und Blütenfarbstoffe eventuell als Vorsorgemöglichkeit gegen bösartige Geschwulsterkrankungen genutzt werden. Selbstverständlich sollten sie immer in den Kostplan des Krebspatienten eingebaut werden, auch wenn sie mit Sicherheit keine Krebsgeschwulst aufzulösen vermögen. Derartige Berichte, wie z.B. über den Saft der roten Rübe als »Wunderwaffe« gegen den Krebs, wecken lediglich falsche Hoffnungen und sind darum schlicht verwerflich.

Die Bioflavonoide können aber in ihrer Gemeinsamkeit und in einem ausreichenden täglichen Angebot sehr wohl dafür sorgen, daß der angegriffene Organismus biologisch wertvolle Substanzen erhält, die zur Aufrechterhaltung seiner erlahmenden Abwehrkräfte gezielt beitragen und in gewisser Weise Ordnung in den Zellhaushalt bringen. Alle nur möglichen immunstimulierenden Substanzen sind für einen jeden von uns – ob noch gesund oder bereits krank – von entscheidender Bedeutung. Das gilt insbesondere für Menschen mit einem Krebsleiden, zumal die Bioflavonoide unbedenklich lange und vor allem nebenwirkungsfrei mit der täglichen Kost oder als Nahrungsergänzung aufgenommen werden können. In diesem Zusammenhang wird erwähnt, daß der Rotwein reich an pflanzlichen Farbstoffen ist. Es heißt, daß der Ernährungsfahrplan eines Tages getrost mit einem Glas Rotwein bereichert werden könnte. In diesem Fall erweist sich der Alkohol, wenn er mit Maß und Ziel genossen wird, als echtes Heilmittel, wie er es schließlich seit Menschengedenken ist.

Der menschliche Organismus ist seit grauer Vorzeit an Blüten- und Pflanzenfarbstoffe aus der Nahrung gewöhnt. Sie gehörten seit eh und je zur biologischen Ernährung. Die Bioflavonoide erfüllen einige wichtige Aufgaben. Sie verhindern z. B., daß Adrenalin – ein wichtiges Hormon des Nebennierenrindenmarks – nicht oxidiert, d. h. zerstört wird. Das Adrenalin wird ständig ins Blut abgegeben, damit über den Glykogenabbau in der Leber der Blutzuckerspiegel nach Möglichkeit konstant bleibt. Bei verstärkter Adrenalinausschüttung, die unter Streßeinwirkung geschieht, werden einige körperliche Reaktionen ausgelöst. Es kommt u. a. zur Beschleunigung des Herzschlages, einer Erweiterung der Atemwege, der Hemmung der inneren Sekretion des Drüsensystems und zu einem Abschwellen der Schleimhäute. Nach Meinung der Wissenschaftler Bicknell und Presscot können die Bioflavonoide in Verbindung mit dem Vitamin C bei entzündlichen rheumatischen Erkrankungen sowie bei Netzhautblutungen erfolgreich angewendet werden. Bei einer vorzeitigen Schwächung des Kapillarsystems sind zusätzliche Gaben von Blüten- und Pflanzenfarbstoffen eine hervorragende Hilfe. Das gilt z.B. bei der Zuckerkrankheit, bei Allergien, Infektionen und Vergiftungen durch Umweltschadstoffe und Medikamente.

Sie können, liebe Leser, Ihr Gefäßsystem mit der Einnahme von Bioflavonoiden vorbeugend schützen und kräftigen. Die Substanzen des Vitamin-C-Komplexes sind gemeinsam eine bessere und aktivere Vorbeugungsmöglilchkeit gegen Erkältungen und grippale Infekte. In gleicher Weise, wie die Wirkungsmechanismen der Bioflavonoide noch nicht endgültig geklärt sind, ist der tägliche Mindestbedarf des Menschen an diesen Substanzen nur schätzbar. Es wird von etwa 50 Milligramm pro Tag ausgegangen. Weiterhin konnte noch nicht geklärt werden, welche Substanzen neben den bekannten Blüten- und Pflanzenfarbstoffen, die mit diesen in engem Verbund auftreten, für die vielfältigen positiven und heilenden Kräfte exakt verantwortlich zu machen sind. Fest steht, daß die Bioflavonoide einen deutlich entgiftenden Einfluß auf Arsen, Benzol und Phenol ausüben.

Während des Kochprozesses treten aus den Lebensmitteln die Pflanzenfarbstoffe aus, sie gehen ins Kochwasser über. Durch Hitze werden die kostbaren Substanzen zerstört und sie gehen damit verloren. Wir können uns heute aber auf Präparate verlassen, die uns Bioflavonoide in verläßlicher Dosierung anbieten. Im übrigen sei noch hinzugefügt, der Begriff Vitamin P basiert auf den Begriffen Paprika und Permeabilität. Paprika steht für alle Pflanzenfarbstoffe und Permeabilität bedeutet Durchgängigkeit, in diesem Fall für die feinen Haargefäße, die von den Bioflavonoiden des Vitamin-C-Komplexes so außerordentlich positiv beeinflußt werden. Bioflavonoide besitzen keine bekannte Toxizität, das gilt insbesondere auch für höhere Dosierungen. Die besten Darreichungsformen sind Vitamin-C-Präparate im Verbund mit Bioflavonoidmischungen. Fragen Sie den Apotheker Ihres Vertrauens.

XX Stop dem vorzeitigen Alterungsprozess

Auch wenn der Mensch alles nur Erdenkliche tut, um sich und seinen Zellhaushalt in Ordnung zu halten...er altert. Kein kosmetisches Pflegesystem der Welt erhält die Haut auf Lebenszeit jung, straff und elastisch. Die Gewebe des Körpers unterliegen zunehmend Vernetzungen, die Arterien werden hart, und an und in deren Wände lagert sich Cholesterin ein, die Durchblutung, insbesondere die des Gehirns, klappt nicht mehr so reibungslos, wie in jüngeren Jahren. Die Anfälligkeit für Abnutzungserscheinungen des Knochengerüstes nehmen zu und das gleiche gilt für die Bereitschaft, bösartige Geschwulstbildungen zu entwickeln. Der genetische Code zur Ausbildung gesunder, intakter Zellen und Zellverbände läßt mit den Jahren zunehmend nach.

Dies sind nur einige Beispiele für die vielfältigen Anzeichen des Alterungsprozesses, dem wir zwar nicht entrinnen, dessen Entwicklung wir aber in gewisser Weise verzögern und hinausschieben können.

Der menschliche Körper altert immer aus seinen Lebensbausteinen, den Billionen Zellen. Diese benötigen eine frühzeitige Gegensteuerung und Hilfestellung, um den Alterungsprozeß zu verlangsamen. Weltweit sind die meisten Anstrengungen der Wissenschaftler, das Leben von Labortieren deutlich zu verlängern, mit dem Zusatz von Antioxidantien im täglichen Futter vorgenommen worden, die offensichtlich direkt in den Zellhaushalt eingreifen und deren Lebensabläufe günstig beeinflussen. Um das Wesen der geheimnisvollen Antioxidantien zu verstehen, müssen wir das Wunderwerk Zelle einmal kurz unter die Lupe nehmen. Jede der 60 bis 100 Billionen Zellen des Körpers ist als die kleinste Einheit anzusehen, die allein oder im Verbund mit anderen, in der unmittelbaren Nachbarschaft liegenden Zellverbänden lebenswichtige Vorgänge ausführt. Jede einzelne Zelle wird von einer schützenden Zellmenbran umschlossen. Innerhalb dieser, als Abgrenzung nach außen geltenden Zellwand, befindet sich eine Flüssigkeit, das sogenannte Zytoplasma. Dieses enthält eine bestimmte Anzahl von Substanzen, die als subzelluläre Stoffe bezeichnet werden. Einer von diesen – die sogenannten Organellen – besteht aus verschiedenen Lipoprotein-Komplexen (Eiweißverbindungen), die innerhalb des Zellhaushaltes wichtige Aufgaben zu erfüllen haben. Zu den Organellen zählen die »Kraftwerke« des Zellgeschehens, die Mitochondrien. Sie sind mit der Energieproduktion und -umwandlung innerhalb des Zellstoffwechsels befaßt ebenso wie die Mikrosomen und die Lysosomen. Die Mikrosomen werden für die Proteinsynthese, den Eiweißaufbau, benötigt und die Lysosomen sorgen für die Sauberhaltung im Zellinneren, d. h. sie besorgen die regelmäßige, zügige Müllabfuhr aus dem innerzellulären Raum. Jedes einzelne der wichtigen Zellbestandteile wird wieder von einer schützenden Membran umgeben, die zum Teil aus Lipiden (Fettsäuren) besteht. Infolge der Gegenwart des lebenswichtigen Sauerstoffes führen Verbindungen mit den Lipiden in und an den Zellwänden und mit dem Sauerstoff zu sogenannten Lipidperoxidationen. Dieser Vorgang bedeutet in die Praxis übertragen sinngemäß die Eigenzerstörung der Zellen, denn Oxidation heißt Verbrennung. Infolge von Peroxidationen werden beschützende Zellwände angegriffen, in ihren Funktionen geschwächt und praktisch sogar aufgerissen. Der Inhalt der Organellen kann dadurch austreten und im Zellinneren Veränderungen und Verderb zur Folge haben.

Weitere Zellbestandteile, die Mikrosomen und die Kraftwerke, die Mitochondrien, beinhalten hochkomplizierte, sensible Enzymabläufe, deren Steuerungsmechanismen durch derartige Störungen völlig aus dem Gleichgewicht geraten können, wenn durch Peroxidationen sogenannte zellzerstörerische Substanzen, die freien Radikale, in innerzelluläre Vorgänge eingreifen.

Wenn die Wand eines Lysosoms aufreißt, geht ihr Inhalt von Stoffwechselendprodukten z. B. ins Zytoplasma über. In diesem Fall werden saure Hydrolasen in die flüssige Zellsubstanz, das Zytoplasma, abgegeben, die eine Selbstverdauung (Autolyse) von Zellen und Zellverbänden hervorrufen können. Aus diesem Grund werden die Lysosomen zu Helfershelfern der Eigenzerstörung, sie fördern den Selbstmord der Zelle.

Eine Reihe von Gerontologen (Alterswissenschaftlern) vermutet, daß zerstörte oder undichte Lysosomenwände als eine der Ursachen des Alterungsprozesses anzusehen sind. Im Inneren jeder Zelle befindet sich ein winziger Zellkern. Dieser ist für die Steuerung der fortwährenden Zellerneuerung verantwortlich. Alle wichtigen Erbinformationen für den Neuaufbau von Zellen sind im Nucleus als eine Art von Code gespeichert. Diese Erbinformation liegt in Molekülen der Disribo-NucleinSäure, abgekürzt DNS, vor. Im Zytoplasma reagieren und agieren die Moleküle der RiboNucleinSäure, abgekürzt RNS, als Mittler für die exakte Weitergabe der Zellkerninformationen, indem sie die DNS-Erbinformation in eine sogenannte Aminosäuresequenz für den Proteinaufbau um- oder übersetzen.

Wenn diese kompliziert erscheinenden und äußerst empfindlichen Vorgänge in ihren biologischen Abläufen Störungen und Unterbrechungen erfahren, wird die Erbinformation zwangsläufig verändert. Der genetische Code unterliegt Verfälschungen – es findet die Produktion fehlerhafter Proteinsubstanzen statt, die neu zu bildende Zelle zeigt Abwandlungen auf Grund eines defekten Eiweißaufbaues. Dieser Vorgang zeigt sich praktisch darin, daß es dem körpereigenen Abwehrsystem mehr und mehr unmöglich erscheint, die verfälschten Eiweißsubstanzen als Eigenprodukte zu betrachten. Sie werden daraufhin nicht als deckungsgleich und identisch, sondern als artfremd empfunden und aus diesem Grunde wohl oder übel angegriffen. Das artfremde Protein wirkt auf das Immunsystem in einer Form, als handle es sich um Eindringlinge wie etwa Viren und Bakterien. Die Balance wichtiger physiologischer Zusammenhänge gerät in der Folge zunehmend aus dem natürlichen Gleichgewicht, und der Körper richtet sich nach und nach zugrunde. Er führt einen innerzellulären Krieg in Geweben und Zellen mit nachhaltigen Auswirkungen auf das Grundsystem der Gesunderhaltung des hochkomplizierten Organismus.

Da empfindliche Enzyme (Steuerungsstoffe) aus Proteinen bestehen, sind sie ebenfalls leicht angreifbar, und sie führen fehlerhafte Vorgänge aus. Es ist heute kein Geheimnis mehr, daß Veränderungen und Verfälschungen der RNS und DNS auf Grund von Beeinträchtigungen der Proteinsynthese zu einer Fülle tiefgreifender körperlich negativer Ereignisse und damit zu vorzeitigen Alterungsprozessen führen.

Wenn wir das wissen, gibt es eigentlich kein Gegenargument dafür, in die Regulierung der DNS- und RNS-Information helfend und beschützend einzugreifen und diese vorsorgend vor Schädigungen zu bewahren, damit die Urbausteine allen menschlichen Lebens ihre Funktion möglichst lange und reibungslos ausführen können. Eine Art von »Geheimwaffe« ist uns in diesem Zusammenhang mit den Antioxidantien an die Hand gegeben. Wie ist deren Wirksamkeit auf gesunde Zellabläufe zu beschreiben?

Antioxidantien gehören zu den Substanzen, die eine Peroxidation (Eigenverbrennung) der Zellen weitgehend verhindern und sich statt dessen selbst zum Opfer dafür anbieten, was ohne sie der Oxidation unterliegt. In der Praxis heißt das z. B., Antioxidantien verbinden sich mit oder neutralisieren den Sauerstoff, der mit Lipiden (Fettsäuren) an und in den empfindlichen Zellwänden reagiert, noch bevor dieser gefährliche Vorgang zustande kommt. Während aus Verbindungen von Lipiden und Sauerstoff ohne das Vorhandensein eines wirksamen Antioxidans sogenannte freie Radikale entstehen können, die als zellzerstörende Substanzen in Zellen und Zellverbänden ihr Unwesen treiben. Durch den Eingriff eines Antioxidans entstehen dagegen relativ harmlose Verbindungen, die der Organismus abbaut und auch ausscheiden kann.

● Die Inaktivierung der freien Radikale geschieht folgendermaßen: Das Antioxidans verbindet sich mit dem freien Radikal noch ehe es mit lebenswichtigen biologischen Substanzen reagiert und zellfremde Stoffe bilden kann.

● Bestimmte Substanzen, die als Antioxidantien die Eigenverbrennung (Peroxidation) der Zelle bremsen, sind zumeist auch gleichzeitig Fänger oder Inaktivatoren freier Radikale.

Ich hoffe sehr, daß ich Sie mit diesen Erklärungen zellphysiologischer Zusammenhänge nicht allzusehr strapaziert habe. Diese sind – so kompliziert sie auf den ersten Blick auch erscheinen mögen – bedeutsam für Ihr Verständnis der antioxidativen Substanzen und deren Aufgaben und Wirkungen im Körper.

● Das Vitamin C ist ein wichtiges, natürliches Antioxidans!

Eine Reihe von Stoffen, die Peroxidationen hemmen und freie Radikale in ihrer Entwicklung bremsen, sind Bestandteile einer vitalstoffreichen, gemischten Kost. Es handelt sich dabei um Vitamine, Spurenelemente, Mineralien sowie bestimmte Aminosäuren (Eiweißträger) und deren Ausgangssubstanzen. Zu unserem Leidwesen gibt uns die hochraffinierte Durchschnittskost nicht mehr genügend dieser Vitalstoffe, um unseren Zellen bei der Gesunderhaltung und Unterstützung ihrer Lebensvorgänge hilfreich zur Seite zu stehen. Ich habe mich im Verlauf des Buches bemüht, Ihnen die Wirkungsmechanismen des Vitamin C aufzuzeigen und ausführlich zu beschreiben, in welcher Vielfalt das Vitamin C in wichtige Prozesse eingreift.

Mit einer ganz geringen Gabe von Vitamin C läßt sich zwar der Skorbut bekämpfen. Mit diesem geringfügigen Angebot sind aber körperliche Beeinträchtigungen, wie sie vorgezogene Alterungserscheinungen mit sich bringen, zukunftsorientiert nicht zu beeinflussen. Mit wenig Vitamin C im Blutserum erholt sich der Körper nach Infektionen langsamer, Wunden heilen mit Verzögerungen, die Muskulatur gerät im Laufe der Zeit in einen wenig guten Zustand, und die Kapillaren werden dünnwandig und unelastisch. Die Bereitschaft allergische Erkrankungen auszubilden steigt an, und es kommt zu weiteren Befindlichkeitsstörungen, die durch eine Erhöhung des Vitamin-C-Angebotes leicht abzuwehren wären.

Wer die Wirkung von täglichen Vitamin-C-Zusätzen in höherer Dosierung kennt und sich selber über eine längere Zeit beobachtet hat, weiß eine Menge über sein gesteigertes persönliches Wohlbefinden zu berichten. Für mich beginnt seit vielen Jahren kein Tag ohne einen Meßlöffel Ascorbinsäure. In Streßsituationen oder um die Gefahr von Infektionen im Vorfeld abzuwehren, nehme ich im Laufe des Tages noch 1–2-mal etwa 1000 mg Vitamin C, so daß ich durchschnittlich auf 3–4 mg Ascorbinsäure pro Tag komme. Erkältungskrankheiten oder andere virale oder bakterielle Infekte haben keine Chance, oder sie sind in erstaunlich kurzer Zeit vorbei. Ermüdung und Leistungsschwäche kenne ich nicht, und etwaige Verletzungen heilen schnell. Mit einigen 1000 mg Vitamin C sind Mißhelligkeiten und Gesundheitsgefährdungen des Alltags vorsorgend günstig zu beeinflussen. Mit Dosierungen, die noch höher liegen, etwa im Bereich von 10 000 mg pro Tag, sollen die Wirkungen noch positiver sein. Es heißt, daß sich die Falten- und Runzelbildung der Haut später zeigt, daß die gekrümmte, arthrotische Haltung und die typischen Abnutzungserscheinungen des Skelettsystems, die gefürchtete senile Demens, Potenzverluste und vieles mehr, das das Älterwerden häufig so unerträglich macht, hinauszuzögern, ja sogar zu verhindern sei. Einschlägige wissenschaftliche Berichte besagen, daß die jugendliche Elastizität des Körpers und Geistes länger erhalten bleibt, und die ohnehin durchschnittlich angewachsene Lebenserwartung eher ein Gewinn ist, weil sie weitaus weniger von Alterskrankheiten überschatten wird.

Eine große Gefahr für den alternden Menschen sind poröse, leicht brechbare Knochen, die nach einem Bruch nur schwer oder überhaupt nicht mehr heilen wollen. Wird in diesem Fall der Vitamin-C-Spiegel des Blutserums auf eine befriedigende Höhe gebracht, stimmen durch die tägliche Kost die Ascorbinwerte, regeln sich Mängel des Hormonspiegels, die Kallusbildung wird angeregt, und die Knochenbrüche heilen häufig ähnlich wie bei einem Vierzigjährigen.

Mir scheint oft, als hätten sich sehr viele Menschen mit einer Art von Halbgesundheit abgefunden. Viele glauben, daß sich in bestimmten Lebensabschnitten ganz typische Beschwerden einstellen müssen, weil es eben so ist, und es den Eltern und Großeltern ebenso erging. Auf diese Weise werden ganz bestimmte Zustände als Schicksal nicht nur fatalistisch hingenommen, sondern es wird sogar damit gerechnet. Unsere Vorstellungen von einer »guten Gesundheit« besitzen zumeist einen sehr bescheidenen Charakter, und der Bescheidene ist sogar schon zufrieden, wenn er keine schlimmeren Übel und Befindlichkeitsstörungen als z. B. sein Nachbar aufzuweisen hat.

Mich wundert's, daß sich die Ärtze nicht mit den Möglichkeiten vertraut machen, die natürliche Antioxidantien im allgemeinen und das Vitamin C im besonderen anbieten können. Es wäre sicher auch unklug, daß sich allein die Gerontologen mit dieser Thematik auseinandersetzen. Wer im Alter vitaler und besser leben möchte, der muß ähnlich wie bei der Rentenzahlung, frühzeitig mit der Planung und Vorsorge beginnen. Eine gezielte Vorbeugung kann unter allen Umständen das Alter erträglicher machen. Eine Vielzahl von Theorien und Studien befassen sich eingehend mit der Möglichkeit, den hochaktiven Molekülfragmenten, die als freie Radikale bezeichnet werden, den Kampf anzusagen, d. h. ihre Bindung an faserige Proteinsubstanzen und weiterhin an die RNS und DNS zu verhindern. Die Eliminierung der freien Radikale, wo immer sie Verbindungen eingehen möchten und tiefgreifende Veränderungen hervorrufen, ist für die Gesundheit der Zelle als auch für die Funktion der betreffenden Zellsubstanzen von großer Bedeutung. Die Theorie um die unheilvolle Wirkung freier Radikale bezüglich menschlicher Alterungsprozesse wurde bereits im Jahre 1941 von Johan Björksten dokumentiert. Er arbeitete als Chemiker und Forscher bei Eastman Kodak. Dort stellte er die verblüffende Ähnlichkeit zwischen alterndem Filmmaterial und den Alterungserscheinungen im menschlichen Organismus fest. Er führte daraufhin Alterungsmerkmale im menschlichen Körper auf die Bildung von vernetzenden Querverbindungen zwischen Proteinmolekülen und RNS- und DNS-Strängen zurück, die in der Folge unvollständiges Protein synthetisieren.

Anfang der 50er Jahre versuchte Denham Harman/ University of Nebraska, das Leben von Labormäusen mit Hilfe von Antioxidantien, die er dem Futter beimengte, mit Erfolg zu verlängern. Unter diesem Gesichtspunkt wurde eine Reihe von Versuchen in den Laboratorien unterschiedlicher Länder dokumentiert. Es scheint so, als ob sich verschiedene antioxidative Substanzen in ihrer Wirkung untereinander verstärken, und darum waren die Erfolge mit dem Ziel der Lebensverlängerung bei Labortieren mit mehreren Antioxidantien ausgesprochen eindrucksvoll. Wie Sie bereits gelesen haben, unterstützen sich die Vitamine C als wichtigstes wasserlösliches und E als wichtigstes fettlösliches Antioxidans auf vollkommene Weise. Linus Pauling sagte über die gemeinsame Wirkung:

● »In ihren Funktionen zum Schutz des Organismus und zur Verlangsamung des Alterungsprozesses arbeiten die Vitamine C und E wahrscheinlich zusammen.«

Die Vermutung, daß freie Radikale den Vernetzungsprozeß und damit folgenschwere Alterserscheinungen beschleunigen, geht mit der Annahme Hand in Hand, daß Antioxidantien eine positive Wirkung auf das Immunsystem ausüben. Es ist absolut keine Theorie, sondern eine bekannte Tatsache, daß die Kräfte des menschlichen Abwehrsystems mit fortschreitendem Alter nachlassen, und daß sogenannte Autoimmunkrankheiten in zunehmendem Maße entstehen. Roy Walford/ University of California beschrieb im Jahre 1969 Veränderungen in den Immunzellen und Antikörpern, die aus ganz bestimmten Veränderungen resultieren und zur Abwandlung der Erbinformationen führen.

Es gibt mit Sicherheit nicht nur eine bestimmte Ursache, die den Alterungsprozeß einläutet und unweigerlich fortführt. Es gibt gleichermaßen auch nicht nur ein einziges Mittel, das wir der vorgezogenen Alterung entgegensetzen können. Es ist aber sicher, daß eine über Jahre während Fehl- und Mangelernährung – trotz eines überreichlichen Angebotes – den Alterungsprozeß eminent beschleunigt. Eine Reihe von Versuchen erbrachte den Beweis dafür, daß Labortiere mit täglichen Vitamin- und Mineralstoffzusätzen im Futter eine längere Lebensdauer in Gesundheit zu erwarten haben. Richard Passwater konnte mit einer bestimmten Zusammenstellung von Antioxidantien die Lebenszeit von Labortieren um 67 % verlängern. Ähnliche Studien, die nur mit der Zufuhr eines einzigen Antioxidans ausgeführt wurden, bewirkten eine durchschnittliche Lebensverlängerung von 20 – 30 %.

Während meiner Studien, die Wirkungsweisen des Vitamin C auszuspüren, stieß ich auf einen sehr bösen, aber wahren Satz, den ich in diesem Zusammenhang weitergeben möchte:

● »Falls man nicht durch einen Unfall oder eine Krankheit ums Leben kommt, übernehmen die freien Radikale diese Aufgaben früh genug.«

Demnach müssen wir dafür Sorge tragen, die hochaktiven freien Radikale unschädlich zu machen und dazu gehören (sowohl mit der Kost als auch in Form von Zusatznahrung) das tägliche Angebot von Vitamin C und E als wirksame Antioxidantien.

Verschiedene Tierversuche machten deutlich, daß es uns gelingen könnte, noch älter, aber vor allen Dingen gesünder älter zu werden, wenn wir unserem Körper die notwendigen Antioxidantien und Inaktivatoren freier Radikale ausreichend zur Verfügung stellen. Da auch die Hoffnung bislang noch trügt, daß der Mensch eines Tages 100–120 Jahre alt (und sogar noch älter) werden kann, so können uns diätetische Maßnahmen durch den Zusatz des wichtigen Antioxidans Vitamin C helfen, einige Einflüsse, die unsere Zellen in ihrer biologischen Ordnung stören, deutlich zu mindern. Degenerative Prozesse, die Folgen unserer Umweltschadstoffeinwirkungen, Peroxidationen und Immunabwehrschwächen sind dann ein weniger heimtückisches Moment, und der Zerstörungsmechanismus kann weitgehend entschärft werden. In diesem Fall erreichen wir nicht nur ein längeres Leben, sondern das verlängerte Leben wird zu einer Zeitspanne wahrhaften Lebens. Es könnte gelingen, nicht unbedingt noch mehr Jahre zur Verfügung zu haben, aber dafür diesen Jahren das Leben zu geben, das sich schließlich ein jeder von uns wünscht.

Lebensverlängernde diätetische Maßnahmen erschöpfen sich aber keinesfalls allein darin, daß die Ascorbinsäure und andere Antioxidantien z. B. toxischen Zellmüll und giftige Substanzen aus der Umwelt in ihren Auswirkungen mildern und zur Ausscheidung veranlassen. Der Begriff »diätetische Maßnahmen« umfaßt unser gesamtes Ernährungsprogramm. Es gibt auf dieser Welt bestimmte Regionen, wo Menschen außerordentlich langlebig sind und vor allem gesund ein biblisches Alter erreichen. Eine Vielzahl von Forschern beschäftigte dieses Phänomen, das u. a. auf die Bewohner des Kaukasus, die Hunzas, und die Einwohner von Vilcabamba (Nachfahren der Inkas), zutrifft. Mit einer verspäteten Pubertäts- oder Geschlechtsreife, die häufig angenommen wurde, ist die überdurchschnittliche Langlebigkeit dieser Bevölkerungsgruppen nicht zu erklären, sondern mit der sehr einfachen Gegebenheit sparsamer Kalorienzufuhr.

Die Kost von Hunza-Männern bietet im täglichen Durchschnitt etwa 1900 Kilokalorien an. Im Kaukasus wird das tägliche Energieangebot auf ca. 1700–1900 Kalorien geschätzt, und bei den Bewohnern von Vilcabamba in den Anden liegt es sogar nur bei 1200–1700 Kilokalorien pro Tag. Gemessen an westeuropäischen und US-Verhältnissen läßt der bescheidene tägliche Verzehr von Nahrungsmitteln nur staunen. Jenseits des Atlantik und hierzulande sind durchschnittlich 3300 Kilokalorien pro Tag die Regel. Übertriebene Energiezufuhr bei verminderter körperlicher Arbeitsleistung sind die unübersehbaren Kriterien und Ausgangssituationen ernährungsbedingter Folgekrankheiten, die das persönliche Schicksal beeinflussen und die Kostenträger mehr und mehr in die Knie zwingen. Offizielle statistische Angaben gehen in diesem Zusammenhang von 40 Milliarden DM jährlich aus, die in der Bundesrepublik Deutschland als Folge übertriebener und fehlgeleiter Eßgewohnheiten zu Buche schlagen. Einige Experten sprechen bereits von 60 Milliarden DM, die wir jährlich aufbringen müssen und rechnen damit, daß diese gewaltige Summe weiterhin ansteigt.

»Wir leisten heute durchschnittlich nur noch 5 % der Muskelarbeit unserer Groß- und Urgroßeltern und essen dabei täglich ca. 400 Kilokalorien mehr als sie. Diese Art zu leben, schafft immer mehr Kranke, als wir zu behandeln in der Lage sind.«

Diese Worte sprach Prof. Dr. F. Douwes/ Bad Sooden-Allendorf anläßlich eines großen Krankenpflege-Kongresses im Oktober 1985 aus.

Wir wissen heute nahezu alle um die krankmachenden Risiken einer grundlegend veränderten Lebensweise im Vergleich zu unseren Urgroßeltern, aber wir verschließen in den meisten Fällen die Augen vor den notwendigen Konsequenzen. Auf einen einfachen Nenner gebracht müßten diese folgendermaßen lauten:

● Eine sinnvolle Ernährungsumstellung ist gleichzeitig vorbeugend und Behandlung zum Null-Tarif.

Die Zauberformel für ein gesundes, erfülltes und langes Leben heißt ganz unmißverständlich: Treten Sie auf die Kalorienbremse, essen Sie eine angepaßte, d. h. den körperlichen Anforderungen entsprechende, abwechslungsreiche Mischkost. Halten Sie Maß mit Weißzucker, Weißmehlprodukten, gehärteten Fetten, insbesondere denjenigen tierischen Ursprungs. Nehmen Sie täglich ballaststoffreiche Lebensmittel zu sich, die Magen und Darm entlasten.

Seit Menschengedenken hat sich die Praxis des gelegentlichen Fastens bewährt, um den strapazierten Verdauungsorganen die Möglichkeit zu geben, auszuruhen und den Organismus zu veranlassen, sich giftiger Stoffwechsel-Endprodukte zu entledigen. Der einfache Satz: »Wir leben nicht, um zu essen, sondern wir essen, um zu leben« sollte für uns alle zur wichtigen Richtschnur werden, um den Selbstmord bzw. das frühzeitige Altern wirksam zu bremsen. Wenn uns das überreichliche Nahrungsangebot an der Möglichkeit, ein gesundes Leben zu führen, hindert, so ist für jeden denkenden Menschen Eile geboten, das Steuer schleunigst herumzuwerfen. Es würde an dieser Stelle zu weit führen, Ihnen ein praxisnahes Fastenprogramm in allen Einzelheiten vorzulegen. Ich empfehle Ihnen deshalb, im Literaturverzeichnis nach dem geeigneten Wegweiser Ausschau zu halten, der alle Möglichkeiten aufzeigt, die im Rahmen der Hilfe zur Selbsthilfe in Eigenverantwortung für Sie zum Tragen kommen.

Im Hinblick auf das Vitamin C ist bezüglich der Nahrungsminderung ein Punkt sehr wichtig: Während eines Reduktions- oder Fastentages benötigen Sie das wichtige Antioxidans in besonderem Maße, denn Stoffwechselendprodukte müssen an solchen Entlastungstagen verstärkt aus dem Körper gespült werden. Denken Sie darum an die Zufuhr von mindestens 3 Litern Flüssigkeit, denen Sie im Laufe eines Tages Ascorbinsäure in höherer Dosierung hinzufügen sollten. (Ein gestrichener Teelöffel Ascorbinsäure bietet ca. 3 Gramm der Substanz an.) Erfahrungsgemäß führt diese Menge nicht zu einer Übersäuerung des Magens. Dafür aber finden die Nieren und die Leber bei ihrer Entgiftungsarbeit sinnvolle Hilfe und Unterstützung. Sie spüren die Wirkung an Ihrem gesteigerten Wohlbefinden, und Sie setzen Zeichen zur Vorbeugung von Alterungsprozessen, wenn Sie Ihren Verdauungsorganen die Möglichkeit zur Regeneration geben.

● Mit Hilfe von Vitamin C, einem hochwirksamen, natürlichen Antioxidans, geben Sie Ihrem Organismus einen Zellbaustein, der die Grundlage für ein erfülltes und gesundes Seniorenleben sein kann.

XXI Die Bioverfügbarkeit
von Eisen und das Vitamin C

Als man noch nichts von der Wirkung des Vitamin C wußte, verschrieben manche Ärzte gegen Eisenmangel einen »rostigen Apfel«, einen Frühstücksapfel, den man die Nacht über mit mehr oder weniger rostigen Nägeln bespickte.

Das Spurenelement Eisen ist eine hochwichtige Substanz für das Blut, denn der Sauerstofftransport des Blutes kann ohne Eisen nicht ordnungsgemäß stattfinden. Außerdem ist das Mikroelement zur Bildung des roten Blutfarbstoffes, des Hämoglobins und damit der roten Blutkörperchen, unerläßlich. Wir müssen heute von der Tatsache ausgehen, daß der Organismus das Eisen der angebotenen Nahrung nicht optimal nutzt. Wir können unseren Eisenhaushalt verbessern, indem wir mit den Mahlzeiten Vitamin-C-reiches Obst oder Gemüse sowie entsprechende Säfte zu uns nehmen oder Vitamin-C-haltige Präparate hinzufügen. Die Eisenmangelanämie ist ein Symptom, das in den Entwicklungsländern am häufigsten vorkommt, aber auch bei den Bewohnern der hochzivilisierten Industrienationen oft zu beobachten ist. Weltweit gesehen schätzt man, daß etwa 1 Milliarde Menschen von der Eisenmangelanämie betroffen sind, das ist nahezu ein Viertel der Weltbevölkerung. Die Forschung hat nachgewiesen, daß Eisenmangel nicht allein darauf zurückzuführen ist, daß die Nahrung zu wenig Eisen enthält, sondern auch darauf, daß der Körper das benötigte Eisen nur in unzureichendem Maße aus dem Nahrungsangebot resorbiert.

● Für dieses Problem gibt es eine Lösung,
  denn mit Vitamin C kann der Körper angebotenes Eisen
  aufnehmen.

Die biologische Verfügbarkeit von Eisen schwankt je nach der Art des Eisens und der Zusammensetzung der Nahrung. Ferrohäm, das Eisen, das vor allem im Fleisch vorkommt, wird gut resorbiert und ist relativ unabhängig von der Zusammensetzung der Nahrung. Das größere Angebot an Eisen, das wir über unsere Nahrung zu uns nehmen, ist aber das sogenannte Nicht-Hämoglobin-Eisen. Es ist die einzige Form von Eisen, die der Körper mit Grundnahrungsmitteln wie Getreideprodukten, Reis, Mais, Gemüse und Milch sowie Eiern erhält. Es ist auch die Form von Eisen, die zur Anreicherung von Nahrungsmitteln Verwendung findet. Nicht-Hämoglobin-Eisen wird aus der Nahrung weniger gut resorbiert, und seine Verfügbarkeit wird stark von deren Zusammensetzung beeinflußt. Es handelt sich dabei z. B. um Oxalate, Phosphate, Kleie, pflanzliche Fasern, Tee und Eigelb, die eine Resorption mindern. Eine ausreichende Resorption findet durch Fleisch und Vitamin C statt. Demzufolge kann eine Eisenmangelanämie entstehen, wenn die Kost fleischarm ist und gleichzeitig wenig Vitamin C anbietet. Untersuchungen der Eisenmangelanämie und der Eisenaufnahme bei Kleinkindern ergaben, daß sich die Bioverfügbarkeit des in der Kuhmilch enthaltenen Eisens mit der Zugabe von Vitamin C um bis zu 300 % steigern läßt. Kuhmilch mit 15 mg Eisen und 100 mg Vitamin C/Liter »bewahrt ausgetragene wie frühgeborene Säuglinge weitgehend vor einem Eisenmangel im ersten Lebensjahr«. Zu diesem Ergebnis kamen südamerikanische Ernährungswissenschaftler, die sich mit dem ernst zu nehmenden Problem im Kindesalter in Chile beschäftigten.

Ein Feldversuch mit eisenangereicherter Milch (15 mg reines Eisen/Liter) ergab, daß Kinder, die pro Tag 750 Milliliter Milch bekamen, im Durchschnitt 0,4 mg Eisen resorbierten, also etwa die Hälfte ihres Tagesbedarfs. Säuglinge im Alter von drei Monaten, die spontan die Brust verweigerten, wurden durch Zufallszuteilung entweder einer Gruppe zugeordnet, die eisenangereicherte Milch erhielt, oder einer Kontrollgruppe, die qualitativ gleichwertige Milch ohne Eisenzusatz bekam. Im Alter von 15 Monaten litten 34,6 % der Kinder aus der Kontrollgruppe, aber nur 12,5 % der Kinder aus der Gruppe, die eisenangereicherte Milch erhielt, an Anämie. In beiden Gruppen fanden sich bei einem noch höheren Prozentsatz der Kinder biochemische Anzeichen einer beeinträchtigten Bildung roter Blutkörperchen infolge von Eisenmangel. Daraus schloß man, daß die Eisen-angereicherte Milch zwar eine signifikante Verbesserung des Eisenhaushaltes herbeiführt, jedoch keineswegs bei allen Kindern den Eisenbedarf zu decken vermag. Auf Grund der Untersuchungen, die eine günstige Beeinflussung der Eisenresorption durch Vitamin C aufzeigten, wurde eine neue Milchformel geschaffen, mit einem Zusatz von 15 mg Eisen und 100 mg Ascorbinsäure pro Liter. In einem Pilotfeldversuch ergaben die Laborwerte für den Eisenhaushalt im Alter von 9–15 Monaten einen hochsignifikanten Unterschied zwischen 280 Kleinkindern aus der Gruppe, die eisenangereicherte Milch erhalten hatte und der Kontrollgruppe: Nur 1,6 %, die die neue Milchformel erhalten hatten, litten an Anämie gegenüber 27,8 % der Kontrollgruppe. Eine Studie mit zu früh geborenen Kindern, die durch Eisenmangelanämie besonders gefährdet sind, bestätigte die Wirksamkeit der eisenangereicherten Milch.

Die beschriebenen chilenischen Untersuchungen zogen eine Fülle anderer Arbeiten zu diesem Thema nach sich. Die Resultate zahlreicher Studien, die auch gefährdete Gruppen wie schwangere oder stillende Frauen einbezogen, lassen den Rückschluß zu:

● daß Vitamin C ein wichtiger Einzelfaktor der Ernährung ist, der die Aufnahme von Nichthämoglobin-Eisen aus dem Nahrungsangebot anhebt.

Während die Behandlung im Fall einer manifesten Eisenmagelanämie durch Eisenpräparate stattfindet, läßt sich ein Mangel am sichersten und wirksamsten dadurch verhüten, daß mit der täglichen Kost genügend Vitamin C zur Verfügung steht.

Es wird immer wieder beschrieben, daß bei einem erhöhten Vitamin-C-Angebot zu viel Eisen aufgenommen werden kann.

Untersuchungen an Probanden mit steigenden Einzeldosen von Vitamin C haben ergeben, daß die Steigerung der Eisenaufnahme durch Vitamin C nicht linear erfolgt, sondern bei höherer Dosierung sehr viel weniger ausgeprägt ist. Es scheint, daß die Wirkung von Vitamin C bei einer Dosis von 100 mg abflacht. Diese ersten Ergebnisse weisen darauf hin, daß der hämostatische Mechanismus, der die Eisenaufnahme begrenzt, dann eintritt, wenn die Eisendepots voll sind und durch die Zugabe von Vitamin C zu den Mahlzeiten nicht beeinflußt wird.

Dieses Ergebnis ist insofern wichtig, als eine gewisse Besorgnis im Hinblick auf den Personenkreis laut wurde, der hohe Dosierungen von Vitamin C aus Gründen der Vorbeugung einnimmt. Man untersuchte weiterhin, wie hohe Dosierungen von Vitamin C die Eisendepots im Körper beeinflussen, insbesondere dann, wenn diese Depots ausreichend versorgt sind. Zu diesem Zweck nahmen 17 gesunde Personen im Verlauf von 24 Monaten täglich mit den beiden Hauptmahlzeiten ein Gramm Vitamin C ein. Die Personen mit vollen Eisendepots zeigten keine signifikanten Veränderungen. Das bedeutet, daß der Mechanismus, der den Eisenhaushalt reguliert, auch dann zuverlässig funktioniert, wenn über längere Zeit Vitamin C eingenommen wird, das die Einsenaufnahme fördert. Das heißt ganz einfach: Wer gesund ißt, braucht nicht zu befürchten, daß eine längerfristige Vitamin-C-Einnahme in höherer Dosierung nachteilige Folgen auf die Eisenresorption ausübt. Viel wichtiger ist nach wie vor die Erkenntnis, daß »Eisenmangel außer Anämie noch andere schädliche Wirkungen hat. Aus diesem Grunde scheint es ratsam, dem Eisenmangel vorzubeugen...«, wie Prof. Thomas Bothwel/Medizinische Hochschule Johannesburg betont.

Eine täglich ausreichende Eisenzufuhr wird für den Jugendlichen und Erwachsenen männlichen Geschlechts mit 12 mg pro Tag angegeben, für Frauen im gebärfähigen Alter gelten 18 mg als notwendige Tagesgabe, die sich ab dem 50. Lebensjahr auf 12 mg reduziert. Für Schwangere werden 7 mg, für stillende Frauen 4 mg pro Tag zusätzlich empfohlen. Wenn Sie

Ihre Nahrung mit Vitamin C anreichern und gleichzeitig Vitamin-B-haltige Lebensmittel zu sich nehmen und der Vitamin-E-Versorgung genügend Aufmerksamkeit schenken, sollten diese Mengen genügen.

XXII Wieviel Vitamin C ist notwendig?

Es ist nicht einfach, für jeden Menschen die vernünftige und gleichzeitig notwendige Vitamin-C-Zufuhr exakt zu berechnen. Sie bewegt sich nämlich zwischen 100 mg laut Deutscher Gesellschaft für Ernährung und 10 000 mg des Vitamin-C-Experten, Dr. Linus Pauling.

»Irgendwo dazwischen«, so habe ich es bei meinem Quellenstudium gelesen, wird die optimale und individuelle Tagesmenge an Vitamin C liegen.

Ich möchte Ihnen raten, die Höhe Ihres täglichen Vitamin-C-Angebotes selber und in Eigenverantwortung zu bestimmen.

Als Grundlage der individuellen Dosierung dienen die folgenden Mengenangaben und einige Überlegungen zum Thema Gesundheit, die Sie nur selber beantworten können.

100 mg Ascorbinsäure täglich decken Ihren Bedarf, wenn Sie sich außerordentlich wohl fühlen und sich seit geraumer Zeit weder Erkältungs- noch andere Infektionserkrankungen einstellten, oder nur als Anflug eines Schnupfens spürbar wurden. Wenn Ihr Zahnfleisch nichts zu wünschen übrigläßt, d. h. niemals blutet und Ihnen der Biß in einen sehr festen Apfel ohne Nachwirkungen gelingt, sowie keine Spuren an der Zahnbürste sichtbar werden, sind diese 100 mg Ascorbinsäure für Sie eine Richtschnur. Weiterhin sollte Ihr Nahrungsangebot täglich Vitamin-C-haltige Lebensmittel wie frische Zitrusfrüchte, grüne Paprika, Spinat, Broccoli usw. enthalten.

500 mg Ascorbinsäure täglich sind dann erforderlich, wenn Sie Ihre körpereigenen Abwehrkräfte unterstützen möchten, um gezielt den guten Gesundheitszustand zu erhalten, dessen Sie sich erfreuen. 500 mg Ascorbinsäure nehmen Ihnen das schlechte Gewissen, wenn Sie etwa 10 Zigaretten täglich rauchen oder hin und wieder Medikamente nehmen, wenn Sie den Streß des Alltags als negative Beigabe Ihres Berufslebens empfinden. Die genannte Menge ist gerade dann notwendig, wenn Ihre Nahrung nicht ausreichend und täglich frisches

Obst und Gemüse enthält, das Ihnen bei Kantinenverpflegung, Gasthausessen oder einem unregelmäßigen Nahrungsangebot fehlt. 500 mg Ascorbinsäure benötigen Sie pro Tag, wenn Sie die Pille nehmen und durch kaloriengeminderte Kost das Eisenangebot mit der Nahrung ungenügend sein sollte. Sie spüren diesen Mangel an leichter Ermüdbarkeit.

2000 mg Ascorbinsäure pro Tag könnte Ihre optimale Dosis sein, wenn Sie sich gerade von einer Erkrankung erholen und/oder Hautprobleme, eine bestimmte Infektionsanfälligkeit, eine Verletzung auskurieren oder andere Erkrankungen haben. Sie stellen z. B. fest, daß eine Operationsnarbe nur zögernd verheilt oder Sie rauchen mehr als ein Päckchen Zigaretten pro Tag. 2000 mg Ascorbinsäure sind dann notwendig, wenn Sie unter Streß oder anderen körperlich-seelischen Überanstrengungen leiden. Auf Grund Ihrer Ernährungsgewohnheiten bekommen Sie nicht genügend rohes, frisches Gemüse und Obst oder Sie vertragen es nicht, weil Sie es nicht kauen können oder Ihr Magen nicht mitmacht. Ihr Zahnfleisch neigt öfter zu Blutungen, Sie nehmen regelmäßig Medikamente, Ihr Allgemeinbefinden entspricht nicht Ihren Vorstellungen und Sie fühlen sich leicht müde und energielos.

Wenn Sie es für nötig halten, weil Ihnen die Schadstoffbelastungen der Großstadt oder in unmittelbarer Nähe eines Industriebetriebes zu schaffen machen, können Sie Ihre tägliche Vitamin-C-Gabe ohne Besorgnis erhöhen.

● Das Vitamin C ist nachweislich ungiftig und wird auch in hohen Dosierungen zumeist gut vertragen.

Es ist in jedem Fall besser, das Vitamin-C-Präparat in kleinen Mengen über den Tag verteilt zu den Mahlzeiten einzunehmen. Häufigere, kleinere Gaben werden vom Körper besser genutzt und der Organismus erhält nur so viel, wie er gerade benötigt. Zu einem gewissen Teil kann die angebotene Ascorbinsäure im Körper zu Dehydro-Ascorbinsäure umgebaut werden, die sich daraufhin in den Körpergeweben ansammeln kann. Im Tierversuch entstehen bei sehr hoher Dosierung diabetesähnliche Erscheinungen. Mit weiteren Gaben von Vitamin C können diese aber abgebaut und ausgeschieden werden.

Es ist bekannt, daß Ascorbinsäure in einem täglichen Angebot zwischen 2–10 Gramm vorübergehend zu Durchfall führen kann. Wegen der direkten Aktivierung des Darmtraktes finden wässrige Ausscheidungen statt, die sich aber zumeist von selber wieder geben, wenn sich der Magen-Darm-Trakt an das Angebot von Vitamin C in größerem Umfang gewöhnt hat. Für Menschen, die wegen ihrer sitzenden Lebensweise an Darmträgheit leiden, hat die Ascorbinsäure – wie ich finde – einen guten Nebeneffekt. Vitamin C spart das obligatorische Abführmittel ein.

● Die synthetisch aufgebaute Ascorbinsäure gleicht dem natürlichen Vitamin C in Früchten und Gemüsen vollkommen.

Die Ascorbinsäure wird in vielfältiger Form z. B. als Bestandteil von Multivitaminpräparaten, als Monosubstanz in Tabletten- und Pulverform oder als Inhaltsstoff von Tonika in Apotheken und Reformhäusern angeboten. Häufig wird die intensive Säure von Magenempfindlichen nicht gut vertragen, und es stellen sich leichte Beschwerden ein. Nehmen Sie in diesem Fall Ihre tägliche Dosis aufgelöst in lauwarmem Wasser oder Tee und geben Sie einen Löffel Honig hinzu. Mischen Sie 1–2 Messerspitzen Ascorbinsäure unter Ihre Salate und lassen Sie dafür Essig oder Zitronenzusatz fort, um eine Übersäuerung zu vermeiden. Falls Sie Ascorbinsäure in der losen Form nehmen, die jede Apotheke für Sie bereithält, gehen Sie davon aus: Ein gestrichener Teelöffel voll enthält etwa 3000 mg Vitamin C. Die Verteilung dieser Dosis auf 2–3 Hauptmahlzeiten hat sich erfahrungsgemäß bewährt.

Einige Untersuchungsergebnisse gehen davon aus, daß die längerandauernde Einnahme sehr hoher Dosierungen von Vitamin C unter Umständen eine »bedingte Abhängigkeit« nach sich zieht. Die Folge ist keineswegs eine Vitamin-C-

Sucht, der Sie unterliegen, sondern Ihr Körper spricht eventuell auf normale Vitamin-C-Gaben nicht mehr an. Gehen Sie deshalb von einer sehr hohen Dosierung z. B. von 5 Gramm täglich auf 1 Gramm pro Tag hinunter. Reduzieren Sie Ihre tägliche Menge weiter, wenn Sie es für richtig halten. Niemals sollten Sie allerdings Ihre zusätzliche Vitamin-C-Versorgung abrupt unterbrechen.

Für Menschen mit gestörter oder sehr mäßiger Magensaftkonzentration ist die orale Aufnahme von Vitamin C problematisch. Es ist möglich, mit Hilfe von Vitamin-C-Injektionen den Magen-Darm-Trakt zu umgehen. Fragen Sie in diesem Falle Ihren Hausarzt nach dieser Möglichkeit, die häufig bei älteren Menschen Anwendung findet, deren generelle Vitaminaufnahme bestimmten Störfaktoren unterworfen ist.

Außerordentliche psycho-physische Belastungen wie Streß, Ärger, berufliche Sorgen, Umweltschadstoffe und weitere Inanspruchnahmen Ihrer Leistungsfähigkeit können binnen kürzester Zeit das Vitamin C in Ihrem Blutserum aufbrauchen. Wenn Sie in einer derartigen Situation einen kräftigen Vitamin-C-Stoß vornehmen, brauchen Sie keine nachteiligen Folgen zu befürchten. Bekämpfen Sie eine Erkältungserkrankung mit einer doppelten Dosis von Vitamin C bereits im Vorfeld und stärken Sie Ihr Immunsystem, damit es den Angriffen von Bakterien und Viren mit Erfolg widersteht. Wenn Patienten bei schwerer Erkrankung oder Vergiftung stündlich rund um die Uhr 1000 mg Ascorbinsäure einnehmen oder als Injektion erhalten, sind keinerlei negative Wirkungen beobachtet worden. Abschließend ist zu sagen, daß eine vernünftige Vitamin-C-Versorgung pro Tag zwischen 100–3000 mg liegen sollte.

Ihr Bedarf richtet sich immer nach Ihrer persönlichen Belastung, nach dem Lebensalter, dem Gesundheitszustand und der jeweiligen Umweltbelastung. Sie werden mit Sicherheit mehr als 100 mg Ascorbinsäure in Ihr tägliches Ernährungsprogramm einbauen, wenn Sie gezielt Krebsvorbeugung betreiben oder der Erhöhung von Blutfett- bzw. Cholesterinwerten entgegenwirken möchten.

Dr. Linus Pauling empfiehlt etwa 10 000 mg Ascorbinsäure

pro Tag für den Erwachsenen und erklärt, daß er selber diese Dosis seit vielen Jahren einnimmt und sich dabei, als über Siebzigjähriger, bester Gesundheit und Schaffenskraft erfreut.

»Von Limonen zu Linus«, sagen die Amerikaner scherzhaft und nehmen die ganze Angelegenheit und den Streit um die Höhe der täglichen Dosierung nicht so tierisch ernst, wie das hierzulande viel zu oft der Fall ist.

Ich glaube, daß wir – bis auf die wenigsten Ausnahmen – nicht ohne zusätzliche Vitamin-Gaben, d. h. eine angepaßte, vernünftige Nahrungsaufbesserung auskommen, wenn wir bis ins hohe Alter gesund bleiben möchten. Lassen Sie sich nicht vom Streit der Experten und ihren unterschiedlichen Auffassungen stutzig machen! Ehe die täglich empfohlene Mindestmenge von Ascorbinsäure tatsächlich hinaufgesetzt und unserem Bedarf angepaßt wird, verstreicht kostbare Zeit.

Im Sinne Ihrer Gesundheit ist das Risiko zu groß, abzuwarten und wider alle Vernunft, ohne zusätzliche Ascorbinsäure-Gaben zu leben.

Vitamin-C-haltige Nahrungsmittel

Nahrungsmittel	Menge	Vitamin-C-Gehalt (in Milligramm)
Orangensaft (frisch)	1/4 l	124
Grüne Paprika (roh, zerhackt)	75 g	96
Pampelmusensaft	1/4 l	93
Papaya	1/2 Stück	85
Rosenkohl	4 Stück	73
Broccoli (roh, zerkleinert	75 g	70
Orange	1 Stück	66
Honigmelone	1/4 Stück	45
Blumenkohl (roh, zerkleinert)	75 g	45
Erdbeeren	75 g	44
Tomatensaft	1/4 l	39
Pampelmuse	1/2 Stück	37
Kartoffeln (gekocht)	1 Stück	31
Tomate (roh)	1 Stück	28
Weißkohl (roh, zerkleinert)	75 g	21
Brombeeren	75 g	15
Spinat (roh, zerkleinert)	75 g	14
Heidelbeeren	75 g	10
Süßkirschen	75 g	8
Bohnenschößlinge	75 g	5

Quelle: Nutritive Value of American Foods in Common Units, Agriculture Handbook Nr. 456, von Catherine F. Adams (Washington, D. C.: Agricultural Research Service, U. S. Department of Agriculture, 1975).

Quellenhinweise

Helmut Anemueller
Das Grunddiät-System
Hippokrates Verlag, 1980

Sharon Faelten
Gesund durch Vitamine
Orag Pietsch, 1983

Die besseren Pillen
Mosaik Verlag, 1985

Dr. Kedar N. Prasad
Vitamins Against Cancer
Nutrition Publishing House, 1984

Dr. Michael Colgan
Ihr persönliches Vitamin-Profil
Hestia Verlag, 1985

Dr. Dr. med. Uwe Stocksmeier
Ernährungsfahrplan
Goldmann Verlag, 1976

Johannes v. Buttlar
Die biologische Chance
Mosaik Verlag, 1981

Roche Lexikon Medizin
Urban & Schwarzenberg Verlag, 1984

James Scala, Ph. D.
Making the Vitamin Connection
Harper & Row, Publishers, 1985

J. N. Counsell and D. H. Hornig
Vitamin C, Ascorbin Acid
Applied Science Publishers, 1981

G. Assmann
Lipidstoffwechsel und Atherosklesrose
Schattauer Verlag, 1982

Ernährungsbericht 1984
Deutsche Ges. für Ernährung e. V., 1984

Adelle Davis
Jeder kann gesund sein
Hörnemann Verlag, 1980

Ursula Wintermeyer
Vitamin C
Deutscher Apotheker Verlag, 1981

Empfehlungen für die Nährstoffzufuhr
Deutsche Ges. für Ernährung
Umschau Verlag, 1985

Manfred Köhnlechner
Alkohol – Droge Nr. 1
Herbig Verlag, 1982

B. Mäder
Richtige Ernährung, glücklicher Körper
Allsan Verlag, 1983

John A. Mann
Geheimnisse der Lebensverlängerung
Sphinx Verlag, 1982

Vitamin-Compendium
Hoffmann-La Roche AG, 1980

ROCHE-Presse-Information, 1985

ROCHE-Gesundheits- und Ernährungsinformationen

Richtige Ernährung bei Herz-Kreislauf-Erkrankungen und Bluthochdruck
Deutsche Ges. für Ernährung e. V., 1983

Bäßler/Fekl/Lang
Grundbegriffe der Ernährungslehre
Heidelberger Taschenbücher/Springer Verlag

Alive
August/September 1983, Vol. 2, No. 2

RPScherer Survey of Health and Nutrition Literature
Vol. V, Nr. 5, Nr. 4, Nr. 1, Nr. 10, Nr. 11

Maria-Elisabeth Lange-Ernst
Krebs ... und danach?
Hädecke Verlag, 1984

Maria-Elisabeth Lange-Ernst
Allergien
Heyne Verlag, 1983

Maria-Elisabeth Lange-Ernst
Schutz vor Umweltgiften
Heyne Verlag, 1985

Maria-Elisabeth Lange-Ernst
Vitamin E
Heyne Verlag, 1984

Maria-Elisabeth Lange-Ernst
Vitamin E – Elixier für die Haut
Heyne Verlag, 1985

Maria-Elisabeth Lange-Ernst
Heilfasten gesund und schlank
Langenscheidt, 4. Aufl., 1985

Register

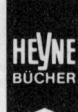

HEYNE
TASCHENBÜCHER

Natürlicher leben – gesünder kochen.

Natürlicher leben

Hannes Lindemann
**Überleben im Streß –
Autogenes Training**
01/7029 - DM 6,80

Hannes Lindemann
Anti-Streß-Programm
01/7039 - DM 5,80

Patricia Carrington
**Das große Buch
der Meditation**
01/7210 - DM 9,80

Tarthang Tulku
**Selbstheilung
durch Entspannung**
01/7255 - DM 8,80

Renate Ebermann
**Das Heyne-
Gymnastikbuch**
08/4362 - DM 5,80

Dr. Ulrich Wolf
**Schmerzfrei durch
Akupressur
und Akupunktur**
08/4497 - DM 5,80

Richard Hittleman
**Yoga - das
28-Tage-Programm**
08/4546 - DM 6,80

M. B. Rosanes - Berrett
**Millionen könnten
besser sehen**
08/4574 - DM 5,80

Dr. Hermann Geesing
Neue Lebenskraft
08/4607 - DM 5,80

Malte W. Wilkes
**Der Biorhythmus
bestimmt unser Leben**
08/4640 - DM 5,80

Kurt Allgeier
**Schmerzfrei,
fit und schlank
durch Akupressur**
08/4676 - DM 5,80

Renate Ebermann
Isometrische Übungen
08/4680 - DM 5,80

Stephanie Faber
**Das Rezeptbuch
für Naturkosmetik**
08/4688 - DM 7,80

Stephanie Faber
**Schönheitsfarm
zu Hause**
08/4689 - DM 7,80

Stephanie Faber
Natürlich schön
08/4709 - DM 7,80

Helmut Löffler
**Das Hausbuch
der Naturheilkunde**
08/4716 - DM 7,80

Dr. Fritz Wiedemann
**Biologisch leben –
biologisch heilen**
08/4748 - DM 7,80

Marie-Luise Kreuter
**Wunderkräfte
der Natur**
08/4844 - DM 5,80

Dr. med. Christiane
Brand-Hetzel
Autogenes Training
08/4855 - DM 5,80

Ingeborg Münzing-Ruef
So heilt die Natur
08/4873 - DM 9,80

Maria-Elisabeth
Lange-Ernst
Vitamin E
08/4874 - DM 5,80

Romay von Keudell
Alternative Ernährung
08/4876 - DM 7,80

Bärbel Gessner-
Reichherzer
**Gymnastik
von Kopf bis Fuß**
08/4889 - DM 9,80

Dr. med. Ulrike Hörger
Gesundheit und Küche
08/4912 - DM 7,80

Dian Dincin Buchman
Medizin aus der Natur
08/4922 - DM 9,80

Richard Hittleman
**Yoga – das
24-Stunden-Programm**
08/4923 - DM 7,80

Kurt Allgeier
**Die Rezepte der
großen Wunderheiler**
08/4946 - DM 8,80

Heinz Görz
Das Kneipp-Buch
08/4961 - DM 7,80

Maesimund B. Panos /
Jane Heimlich
**Homöopathische
Hausapotheke**
08/4964 - DM 8,80

Richard Hittleman
Yoga für totale Fitneß
08/4965 - DM 7,80

Stephan Pálos
Atem und Meditation
08/9003 - DM 7,80

Paul Uccusic
Doktor Biene
08/9005 - DM 7,80

Preisänderungen
vorbehalten.

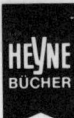

HEYNE
TASCHENBÜCHER

Natürlicher leben – gesünder kochen.

Simon Thelen
**Umweltschutz
im Alltag**
08/9010 - DM 7,80

Ulrich Pramann
Lust am Laufen
08/9011 - DM 7,80

Stephanie Faber
Hobbykurs Kosmetik
08/9012 - DM 7,80

Maria-Elisabeth
Lange-Ernst
**Vitamin E –
Elixier für die Haut**
08/9013 - DM 6,80

Richard Hittleman's
Yoga Meditation
08/9018 - DM 9,80

Ingeborg Münzing
**So heilt
natürliche Nahrung**
08/9023 - DM 9,80

James Hewitt
**Entspannungs-
techniken**
08/9025 - DM 7,80

Maria-Elisabeth
Lange-Ernst
**Vitamin E – Schutz
vor Umweltgiften**
08/9031 - DM 7,80
(Dezember 1985)

Gesünder kochen

Ilse Froidl
**Das Gemüse-
Kochbuch**
07/4030 - DM 5,80

Eva Trauter
**Das Heyne-
Gewürzbuch**
07/4031 - DM 5,80

Ilse Froidl
Salate über Salate
07/4057 - DM 5,80

Betty Rollin
**Köstliche Drinks
ohne Alkohol**
07/4062 - DM 5,80

Ilse Froidl
Vegetarische Küche
07/4080 - DM 5,80

Eva Exner
**Kochen mit Milch,
Quark und Joghurt**
07/4082 - DM 5,80

Eva Trauter
**Das Heyne-
Kräuterbuch**
07/4083 - DM 5,80

Ilse Froidl
Rohkostgerichte
07/4097 - DM 5,80

Gini Rock
Das Zwiebelkochbuch
07/4205 - DM 4,80

Froidl/Hellermann
Brot selbstgebacken
07/4214 - DM 5,80

Katinka Mostar
Salate
07/4216 - DM 5,80

Myrette Tiano
**Marmeladen und
Gelees
selbstgemacht**
07/4246 - DM 5,80

Preisänderungen
vorbehalten.

Anna-Maria Jung
**Das Knoblauch-
Kochbuch**
07/4253 - DM 5,80

Edda Meyer-Berkhout/
Behm
Würzige Kräuterküche
07/4274 - DM 5,80

Rose-Marie Nöcker
**Makrobiotische
Küche**
07/4288 - DM 5,80

Peter Reuss
**Kochen mit
Wildpflanzen**
07/4292 - DM 5,80

Connie Berman,
Susan Katz
Das Joghurt-Kochbuch
07/4294 - DM 5,80

Eve Marie Helm
**Feld-, Wald- und
Wiesen-Kochbuch**
07/4295 - DM 12,80

Eva Exner
Die biologische Küche
07/4298 - DM 5,80

Hans Herlin
**Das Taschenbuch
vom Tee**
07/4302 - DM 5,80

Roland Gööck
Das Buch der Gewürze
07/4311 - DM 7,80

Mireille Ballero
**Die besten
vegetarischen Gerichte
aus aller Welt**
07/4321 - DM 6,80

Rose-Marie Nöcker
Sprossen und Keime
07/4325 - DM 5,80

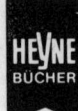

HEYNE
TASCHENBÜCHER

Natürlich leben – gesünder kochen.

Sybil Gräfin Schönfeldt
**Meine liebsten
Rezepte ohne Fleisch**
07/4346 - DM 8,80

Rose-Marie Nöcker
Körner und Keime
07/4362 - DM 7,80

Maria Sartor
**Das Küchengarten-
Kochbuch**
07/4374 - DM 7,80

Gini Rock
Biokost
07/4375 - DM 6,80

Arbo Gast
**Wein und Saft aus
Obst und Beeren**
07/4380 - DM 6,80

Jocasta Innes
**Vom Kochen
auf dem Lande**
07/4387 - DM 9,80

Nelly Hartmann-Imhof
**Sommersalate /
Wintersalate**
07/4395 - DM 9,80

Eva Exner
Biologisch backen
07/4396 - DM 6,80

Gini Rock
Die Grüne Küche
07/4400 - DM 8,80

Rose-Marie Nöcker
**Gesundheit aus dem
Zimmergarten**
07/4404 - DM 6,80

Dr. Luis Guerra
BIO-Diät
07/4406 - DM 6,80

Nelly Hartmann-Imhof
**Sommergemüse/
Wintergemüse**
07/4407 - DM 7,80

Ilse Froidl
**Internationales
Brotbackbuch**
07/4410 - DM 7,80

Das Tao-Kochbuch
07/4416 - DM 9,80

Chris Stadtlaender
**Bio-Süßigkeiten zum
Selbermachen**
07/4417 - DM 7,80

Jane O'Brien
Das Tofu-Kochbuch
07/4421 - DM 6,80

Chantal Gallo
Gesunde Körner-Kost
07/4424 - DM 7,80

Elisabeth Thurmair
**Das neue
große Einmachbuch**
07/4426 - DM 7,80

Arbo Gast
**Naturreine Säfte
aus Obst, Gemüse
und Kräutern –
selbstgemacht**
07/4432 - DM 6,80

Gini Rock
**Die gesunde
Honigküche**
07/4433 - DM 6,80

Schonkost und Diät

L. Mar / A. Hoff
**Die richtige Leber-
und Gallediät**
07/4095 - DM 5,80

Friederun Köhnen
**Die richtige Magen-
und Darmdiät**
07/4150 - DM 4,80

Eva Exner
**Heyne-Kalorien-
Tabelle**
07/4199 - DM 4,80

Maria Lange-Ernst
**Die Köhnlechner-
Trenndiät**
07/4341 - DM 5,80

Dr. med. Antje
Schaeffer-Kühnemann
Die Kühnemann-Diät
07/4343 - DM 6,80

Herman Tarnower/
Samm Sinclair Baker
Die Scarsdale-Diät
07/4350 - DM 8,80

Rosel Siegel-
Bernshausen
**Neue Rezeptvor-
schläge für Diabetiker**
07/4353 - DM 5,80

Nathan Pritikin /
Patrik McGrady
Das Pritikin-Programm
07/4367 - DM 9,80

Anni Voss
**Köstlichkeiten
für Diabetiker**
07/4420 - DM 7,80

Dr. med. Antje Katrin
Kühnemann
Trennkost
07/4435 - DM 6,80

Preisänderungen
vorbehalten.

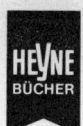
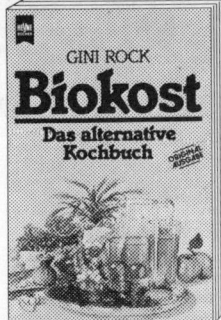
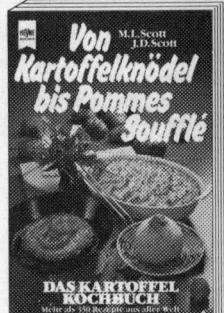
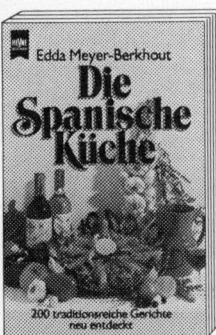
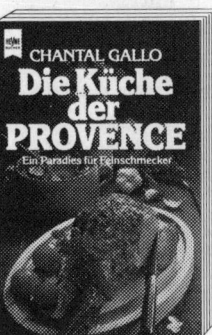
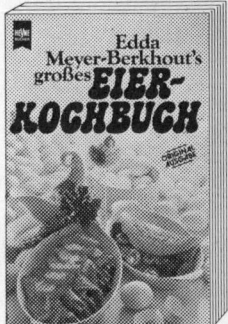
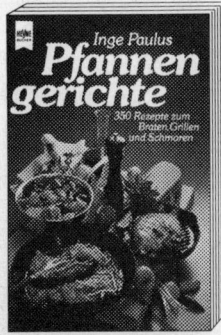
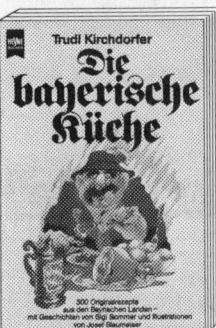
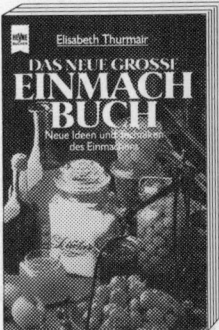